스포츠 손상과 해부학

Anatomical Visual Guide to

Sports Injuries

by Anatomical Chart Company

JN414964

Wolters Kluwer Health | Lippincott Williams & Wilkins

영 문 출 판 사

■ 옮긴이 (가나다 순)

김명준 경동대학교 물리치료학과 교수
김범수 성신여자대학교 레져스포츠학과 교수
김효철 원광디지털대학교 한방미용예술학과 교수
성기석 경희대학교 대체요법과정 주임교수
유병규 신구대학 물리치료과 교수
이한준 울산대학교 체육학부 교수
임상원 우송대학교 스포츠건강관리학과 교수
정덕조 서원대학교 사범대학 체육교육과 교수
정연옥 동원대학 휘트니스 건강관리과 교수
정형국 안산대학교 물리치료과 교수
채정병 마산대학 물리치료과 교수

Anatomical Visual Guide to

Sports Injuries

by Anatomical Chart Company

Translation and adaptation of the first English language edition
Copyright © 2010 by Wolters Kluwer Health | Lippincott Williams & Wilkins

Translation copyright © 2011 by Yeong Mun Publishing Company

스포츠 손상과 해부학

2011년 12월 23일 초판인쇄
2011년 12월 30일 초판발행

지 은 이 : Anatomical Chart Company
옮 긴 이 : 유 병 규 외
발 행 인 : 박 병 조
발 행 처 : 도서출판 영문출판사
등 록 : 1987년 12월 21일 제2-419호
주 소 : 서울시 강남구 삼성동 69-1
전 화 : (02)514-5590, 776-5590
팩 스 : (02)756-8943
E-mail : yeongmunsa@empal.com
정 가 : 28,000 원
ISBN 978-89-7224-273-4 93510

• 파본은 교환해 드립니다.

역자서문

본 교재는 스포츠손상에 대한 해부학 교재로서, 각 관절의 움직임 뿐만 아니라, 스포츠를 할 때 발생할 수 있는 손상에 대한 기전을 자세히 설명하고 있고, 그에 대한 해부학 그림이 매우 좋다.

맨 마지막 부분에 제공하는 해부학 차트는 신체계통들을 한 눈에 볼 수 있도록 만들어졌기 때문에 액자로 만들어 임상시설에서 유용하게 사용할 수 있을 것이다.

이 책을 출간하는데 도움을 주신 영문출판사 박병조 사장님 이하 모든 직원분들에게도 감사드린다.

2011년 11월 역자 일동

목차 Contents

각 장들은 신체의 특정 부위를 다루고 있고, 먼저 머리와 목을 다루는 장에서부터 시작하여, 발과 발목을 다루는 장에서 끝난다. 해부학이 모든 스포츠 임상가에게 있어 기초가 되기 때문에, 각 단락은 주로 성인에 대한 상세한 해부학 그림을 다루고 있지만, 몇몇 단락은 아동의 성장판을 보여주고 있다. 또한 각 장들은 운동, 손상 및 손상 기전의 예를 다루고 있다. 그리고 이 책의 맨 뒷부분에 해부학 계통 차트를 제공하고 있다.

제 1 장 머리와 목

제 2 장 어깨

제 3 장 팔꿈치와 아래팔

제 4 장 손목과 손

제 5 장 등뼈, 허리뼈 및 엉치뼈

제 6 장 골반, 엉덩관절 및 허벅지

제 7 장 무릎

제 8 장 종아리

제 9 장 발목과 발

제 10 장 해부학 차트

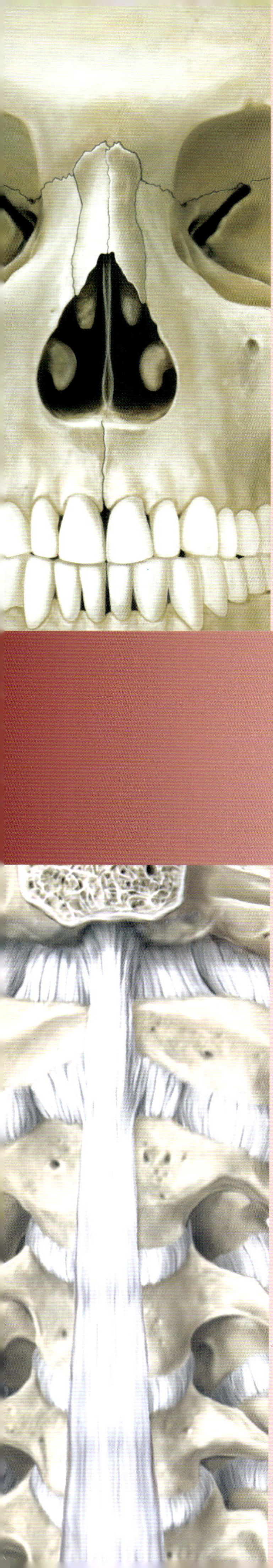

머리와 목 Head and Neck

신경 / Nerve Central

머리와 목은 신체의 복잡한 신경 중심을 보호하고 있고, 결과적으로 이들 부위의 손상은 가장 심각한 결과를 초래할 수 있다. 하키, 럭비 및 풋볼과 같이 몸싸움이 많은 스포츠는 손상의 위험이 높고, 또한 치어리더, 체조 및 다이빙과 같이 높은 곳에서 이루어지는 스포츠도 손상의 위험이 높다. 머리와 목의 손상은 대부분 동시에 발생하기 때문에, 주의 깊게 모니터링해야 하고, 또 손상의 기전을 제대로 인식해야 한다.

제 1 장

앞면

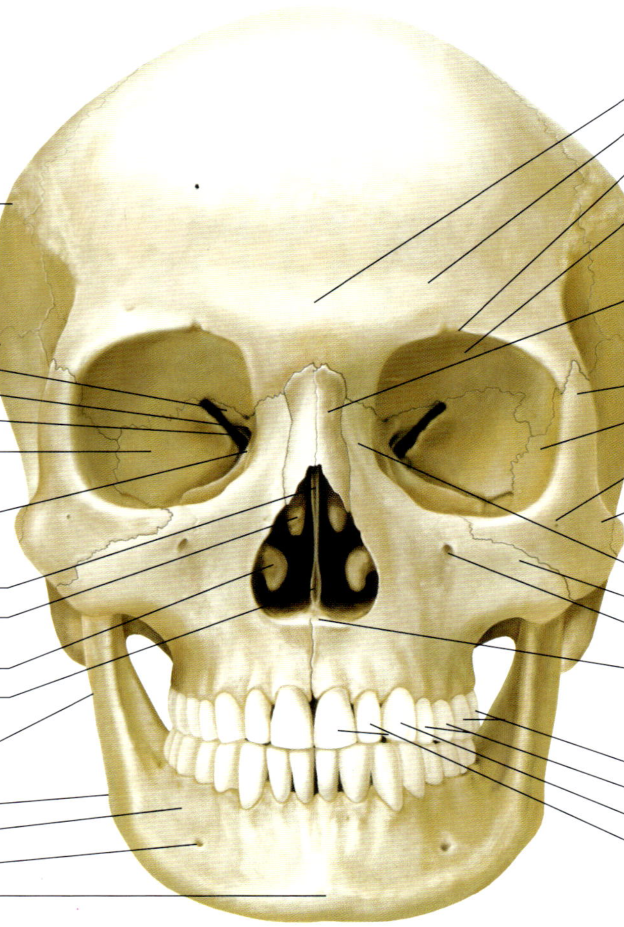
마루뼈(parietal bone)
관자뼈의 비늘 부분 (squamous part of temporal bone)
나비뼈(sphenoid bone):
작은날개(lesser wing)
시신경관(optic canal)
위눈확틈(superior orbital fissure)
큰날개(greater wing)
눈물뼈(lacrimal bone):
뒤눈물뼈능선(posterior lacrimal crest)
벌집뼈(ethmoid bone):
세로판(perpendicular plate)
중간코선반(middle nasal concha)
아랫코선반(inferior nasal concha)
보습뼈(vomer)
아래턱(mandible):
가지(ramus)
각(angle)
몸통(body)
턱끝구멍(mental foramen)
턱끝돌기(mental protuberance)
이마뼈(frontal bone):
눈썹활사이(glabella)
눈썹활(superciliary arch)
윗눈확패임(supraorbital notch) (foramen)
눈확판(orbital plate)
코뼈(nasal bone)
광대뼈(zygomatic bone):
이마돌기(frontal process)
눈확면(orbital surface)
광대얼굴구멍(zygomaticofacial foramen)
관자돌기(temporal process)
윗턱뼈(maxilla):
이마돌기(frontal process)
광대돌기(zygomatic process)
아랫눈확구멍(infraorbital foramen)
앞코가시(anterior nasal spine)
치아(teeth):
큰어금니(molars)
작은어금니(premolars)
송곳니(canine)
앞니(incisors)

가쪽면

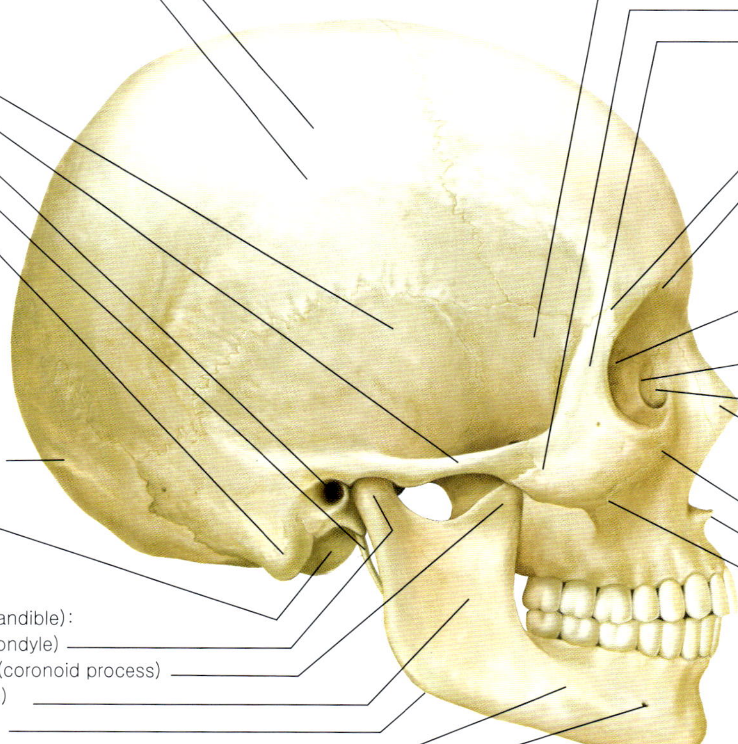
마루뼈(parietal bone):
위관자선(superior temporal line)
아랫관자선(inferior temporal line)
관자뼈(temporal bone):
비늘 부분(squamous part)
광대돌기(zygomatic process)
바깥귓구멍(external acoustic meatus)
붓돌기(styloid process)
꼭지돌기(mastoid process)
뒤통수뼈(occipital bone):
위목덜미선(superior nuchal line)
관절융기 (condyle)
아래턱뼈(mandible):
관절융기(condyle)
갈고리돌기(coronoid process)
가지(ramus)
각(angle)
몸통(body)
턱끝구멍(mental foramen)
나비뼈(sphenoid bone):
큰날개(greater wing)
광대뼈(zygomatic bone):
관자돌기(temporal process)
이마돌기(frontal process)
이마뼈(frontal bone):
광대돌기(zygomatic process)
윗눈확패임(supraorbital notch)
벌집뼈(ethmoid bone)
눈물뼈(lacrimal bone):
뒤눈물뼈능선(posterior lacrimal crest)
눈물뼈고랑(lacrimal groove)
코뼈(nasal bone)
윗턱뼈(maxilla):
아랫눈확구멍(infraorbital foramen)
앞코가시(anterior nasal spine)
광대돌기(zygomatic process)

기본적인 뇌진탕

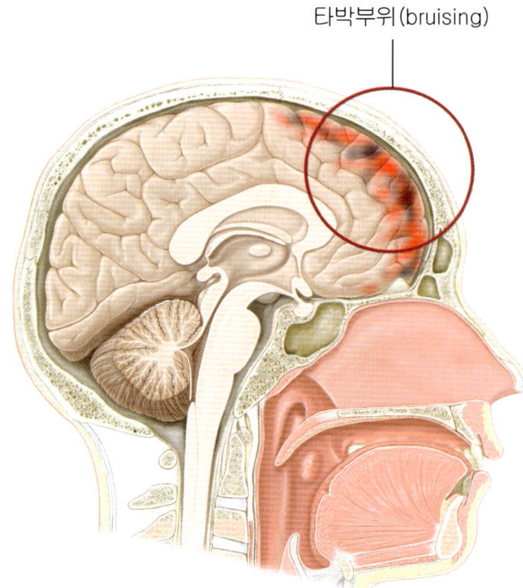

충좌상과 반충좌상

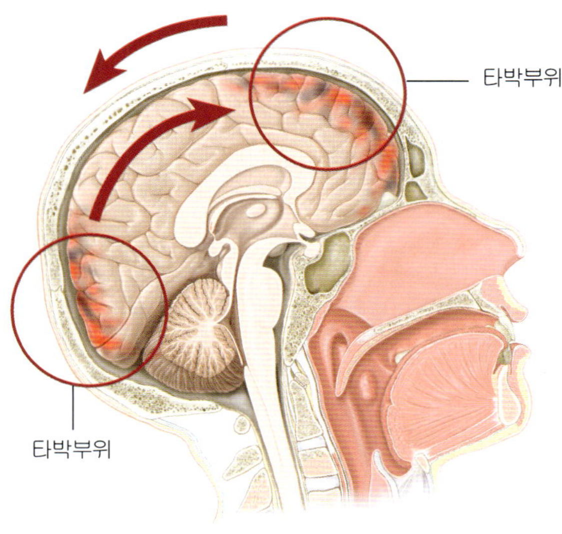

치아박리

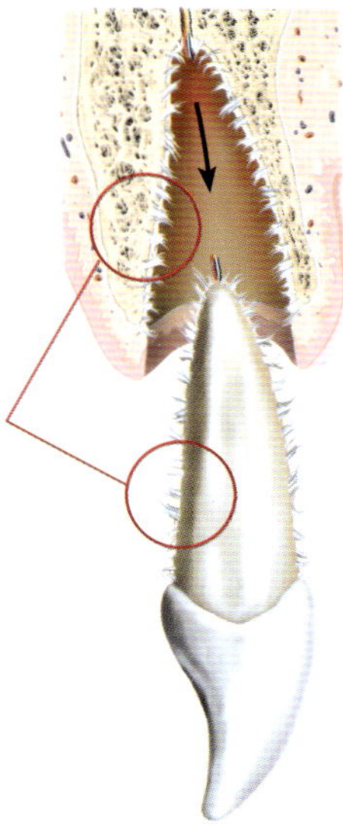

경막질바깥출혈

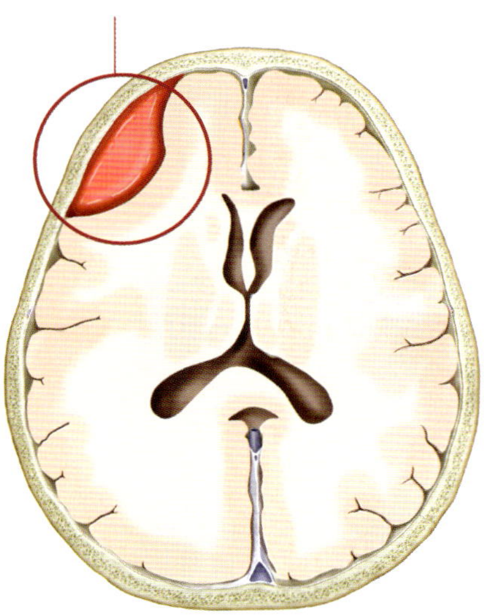

경막안출혈

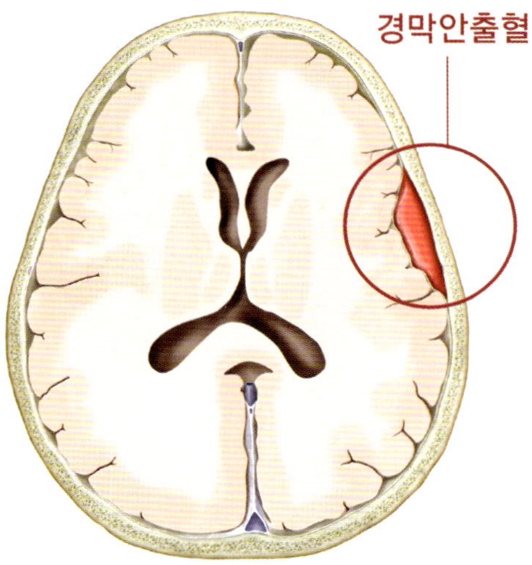

눈확 골절, 코 골절 및 아래턱 골절

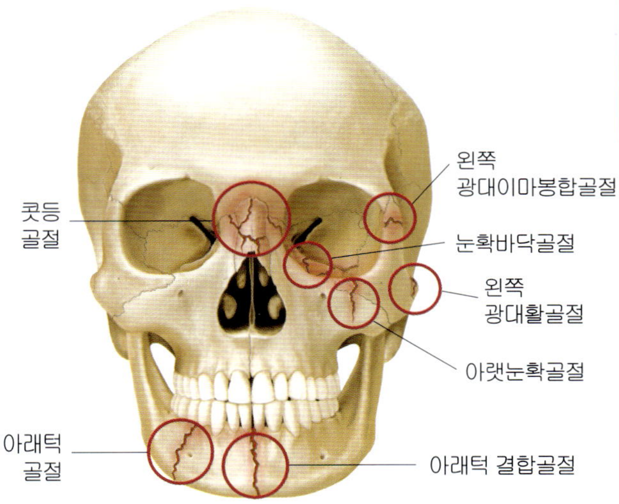

손상 기전(Mechanism of Injury)

눈확골절
(공이 눈에 맞음):
야구

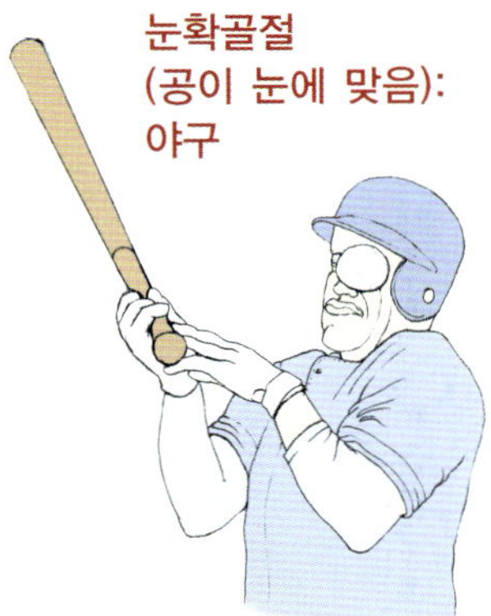

타박상
경질막바깥출혈: 권투

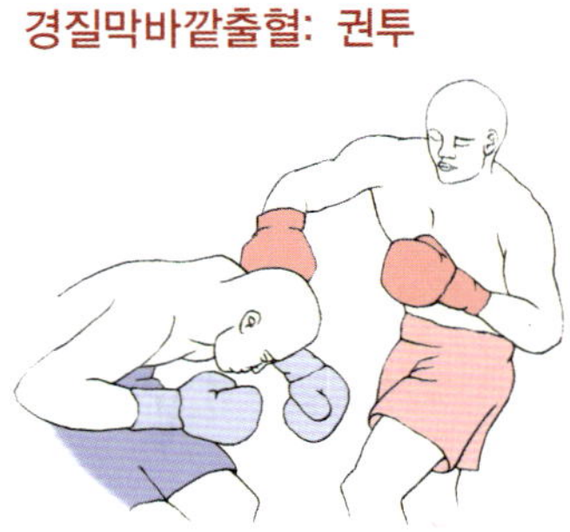

아래턱 골절: 축구

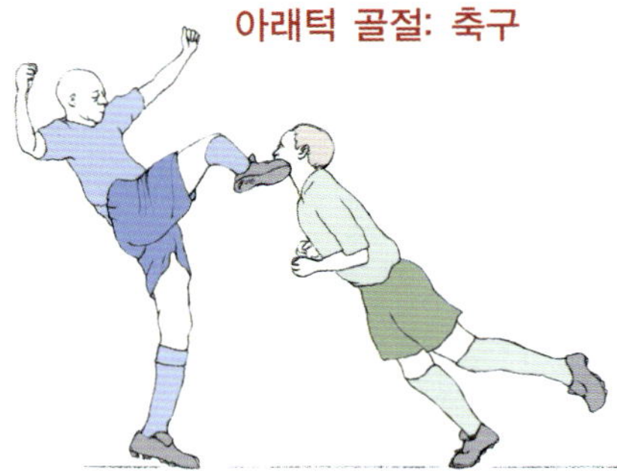

치아골절: 하키 스틱

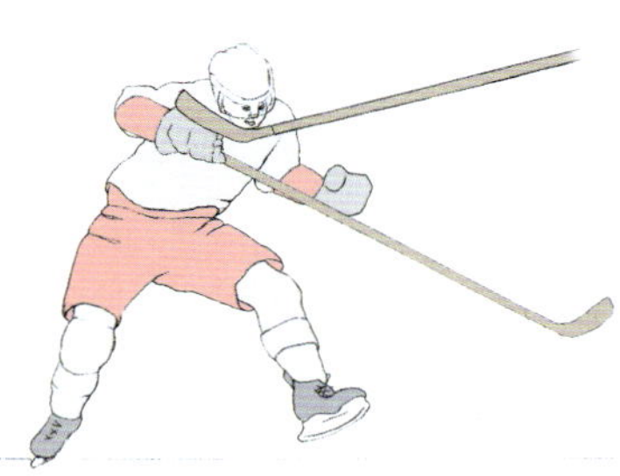

앞면

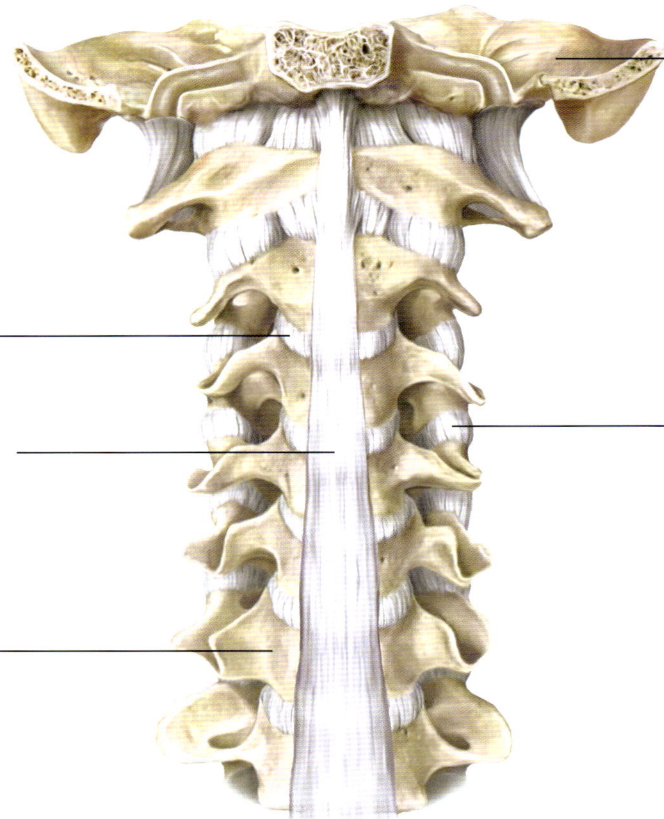
머리뼈(skull)
척추사이원반
(intervertebral disc)
앞세로인대
(anterior longitudinal
ligament)
돌기사이관절의 관절주머니
(capsule of zygapophyseal joint)
척추몸통
(vertebral body)

가쪽면

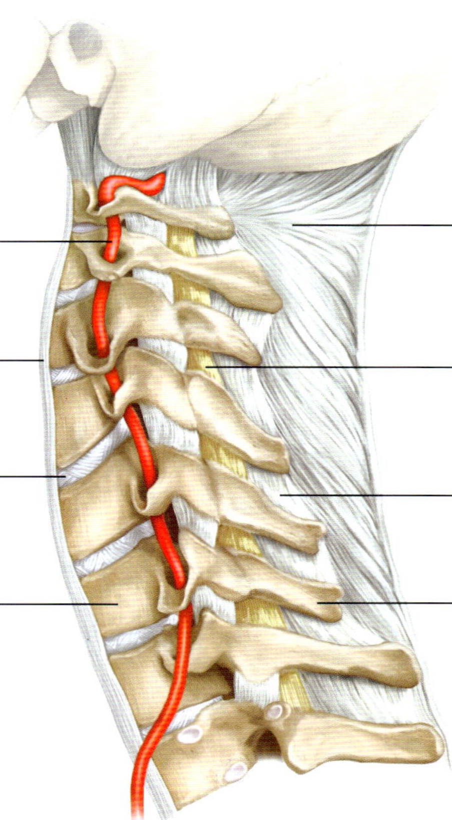
척추동맥
(vertebral artery)
목덜미인대(ligamentum nuchae)
앞세로인대
(anterior longitudinal ligament)
황색인대(ligamentum flavum)
척추사이원반
(intervertebral disc)
가시사이인대(interspinous ligament)
척추몸통
(vertebral body)
척추뼈의 가시돌기
(spinous process of vertebra)

과도한 굽힘

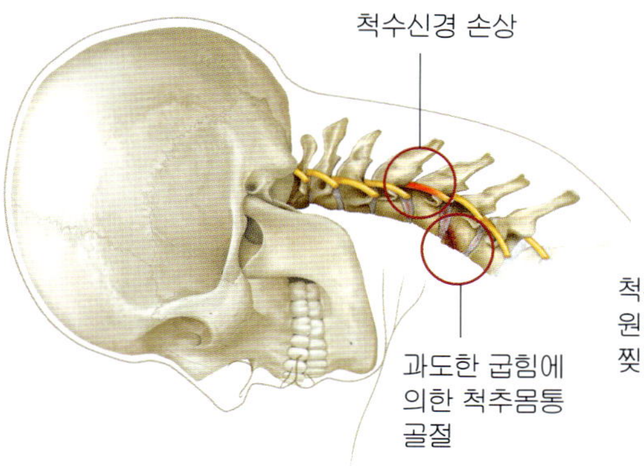

젖힘

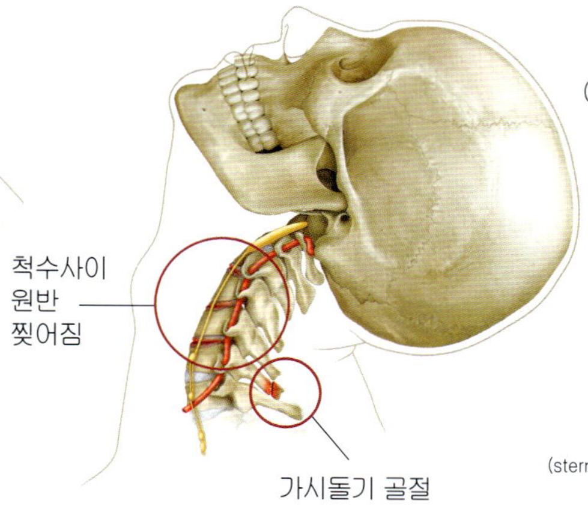

근육 손상

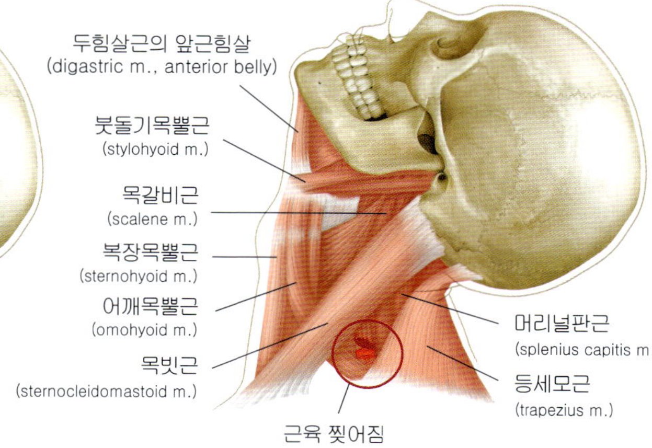

척수 손상

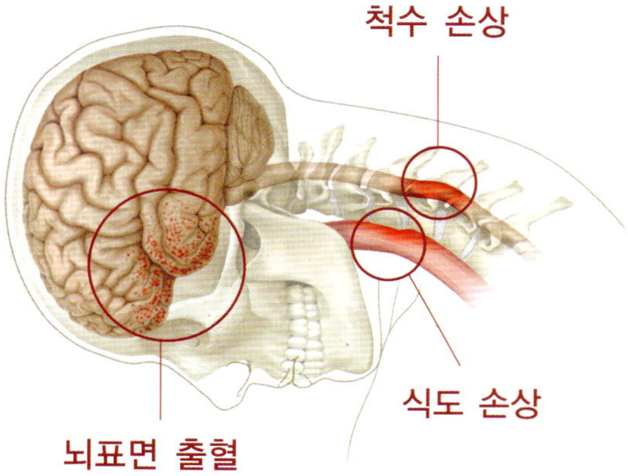

인대 손상

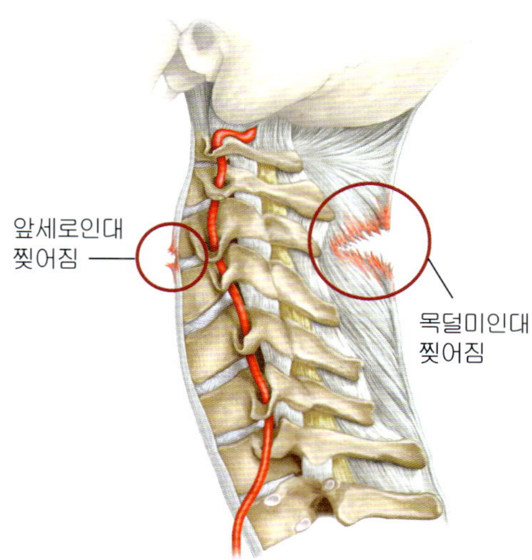

척추협착증

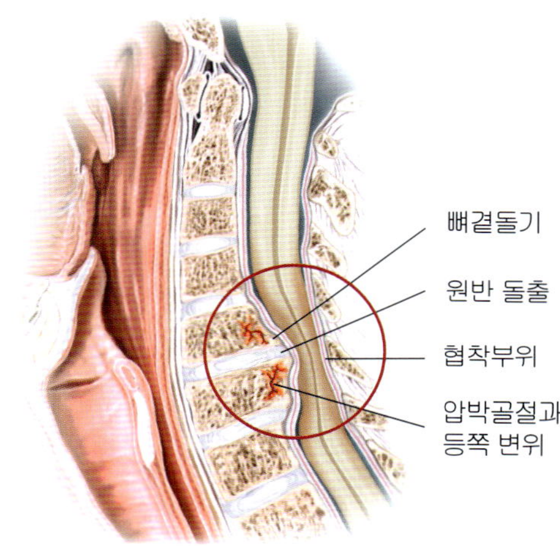

Key:
m. – 근육

움직임(Movements)

펴 중립 자세 굽힘

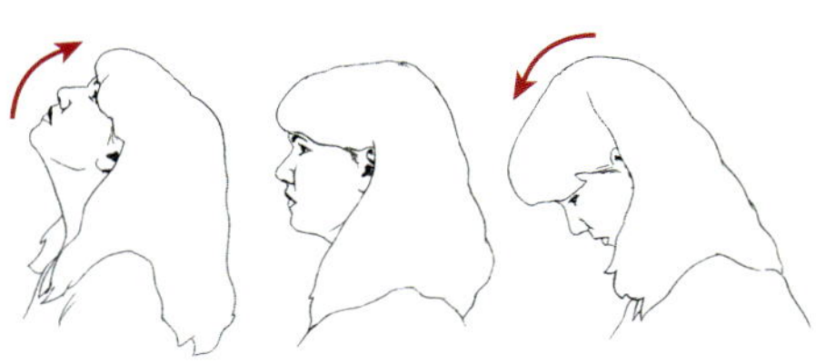

옆굽힘

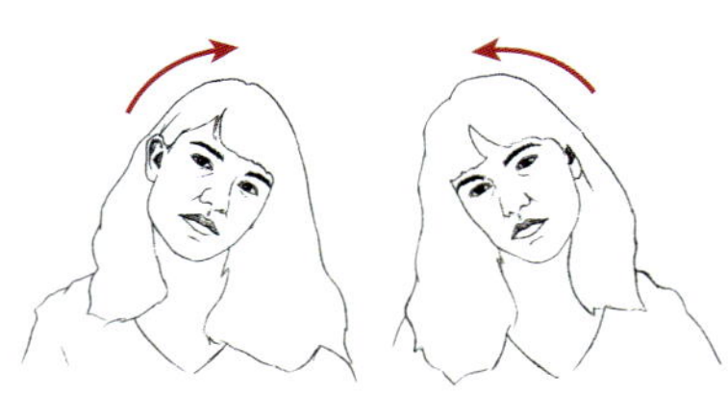

옆돌림

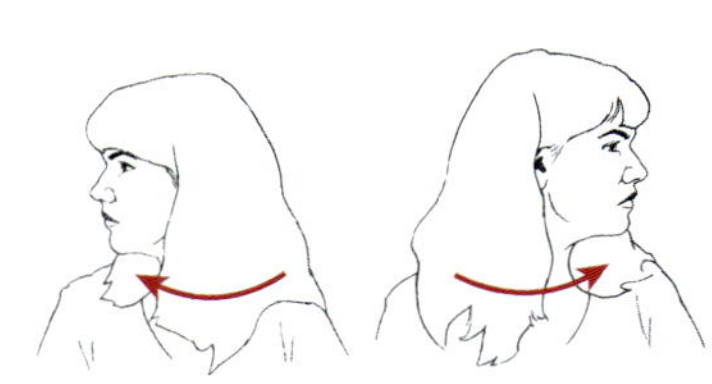

손상 기전(Mechanism of Injury)

팔신경얼기손상 :풋볼

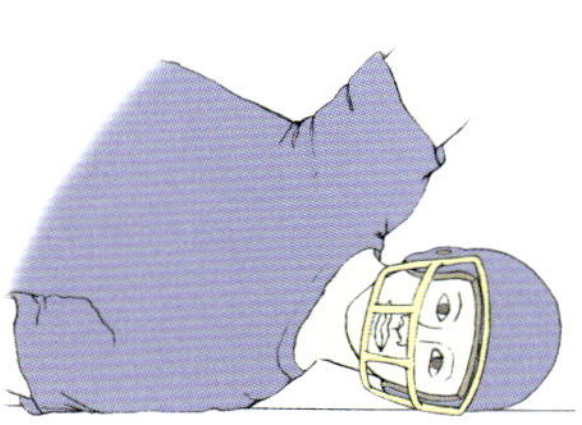

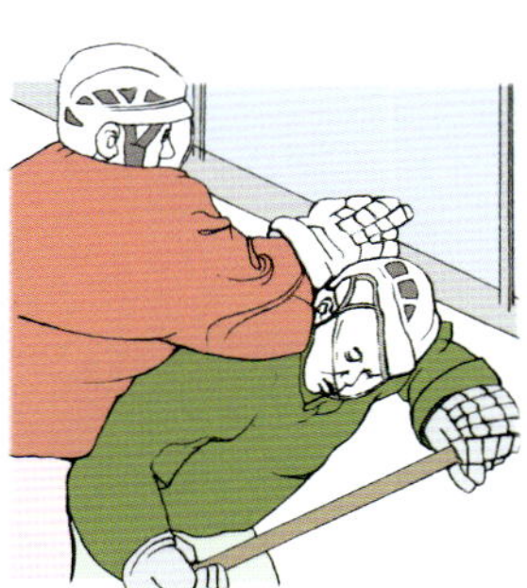

펜스 충돌:
하키

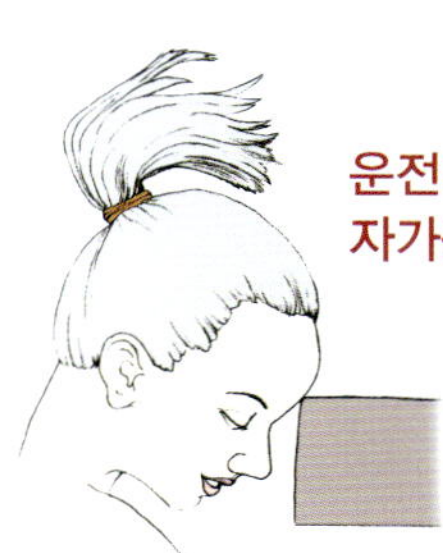

운전대 충돌:
자가용 운전

낙상: 승마

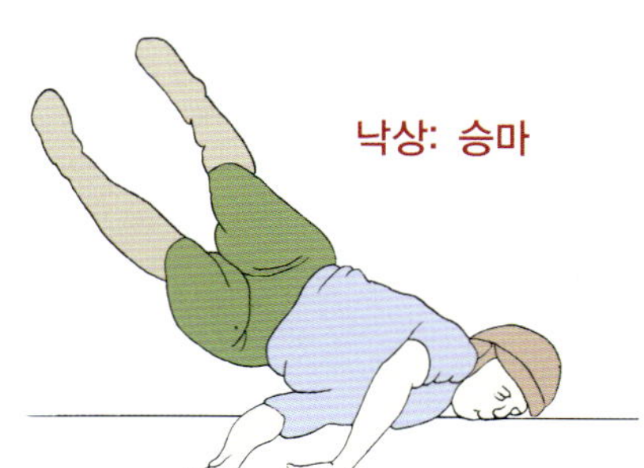

어깨 Shoulder

핵심 관절 / A Key Player

어깨관절은 운동선수로 하여금 많은 기술을 수행할 수 있도록 만드는 넓은 가동범위를 가지고 있기 때문에 스포츠에서 가장 중요한 관절 중의 하나이다. 불행하게도, 어깨관절의 가동성과 함께, 테니스와 야구와 같은 스포츠에 요구되는 반복적인 오버헤드 동작과 콕킹 동작(cocking)은 어깨관절에 탈구와 열상의 위험을 초래할 수 있다. 어깨뼈, 돌림근띠 및 오목위팔관절 사이의 복잡한 상관관계를 이해하면, 최상의 어깨 관리를 제공할 수 있다.

제 2 장

어깨 — 해부학

앞면

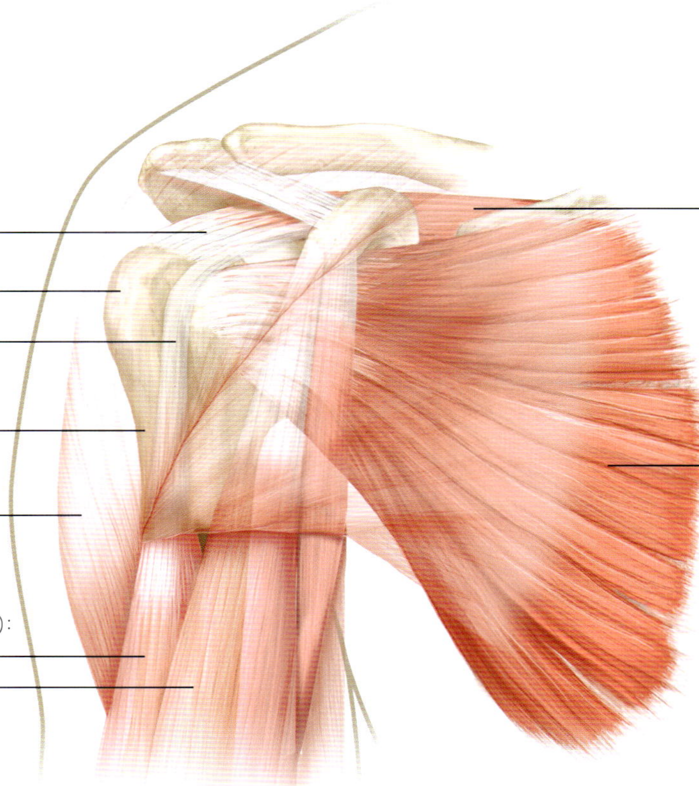

위가쪽면

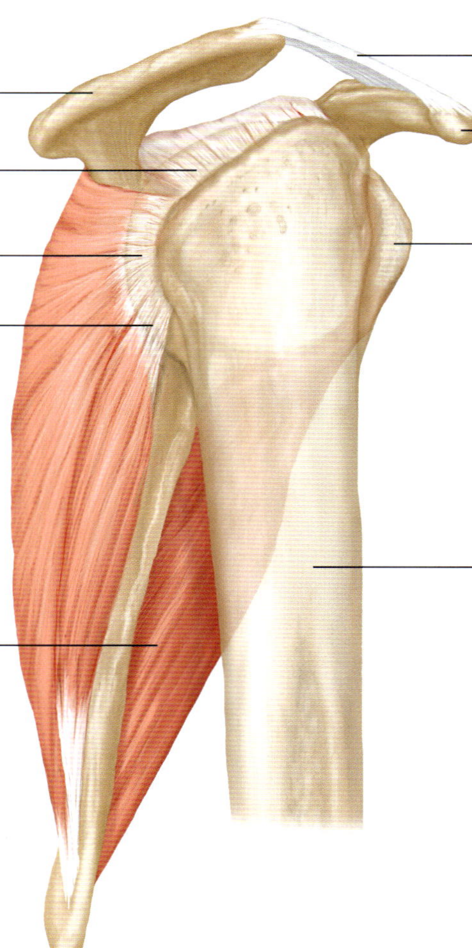

Key:
m. – muscle

충돌과 위팔두갈래근 문제 —— 어깨

일반적인 충돌

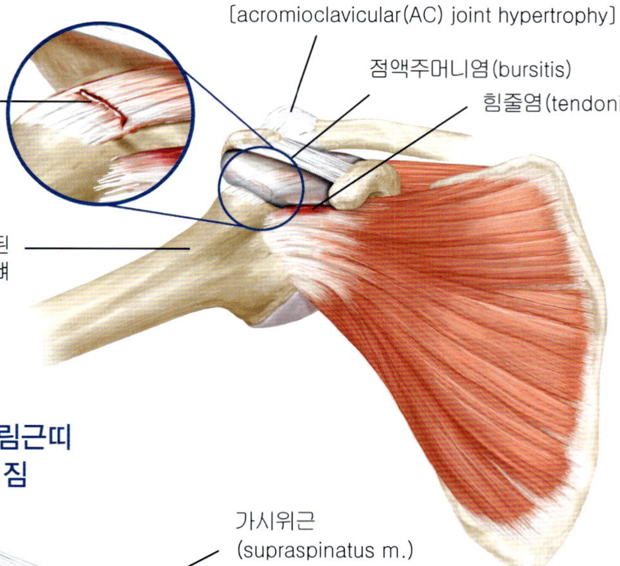

뒤위오목과 큰거치면 사이의 안쪽 충돌

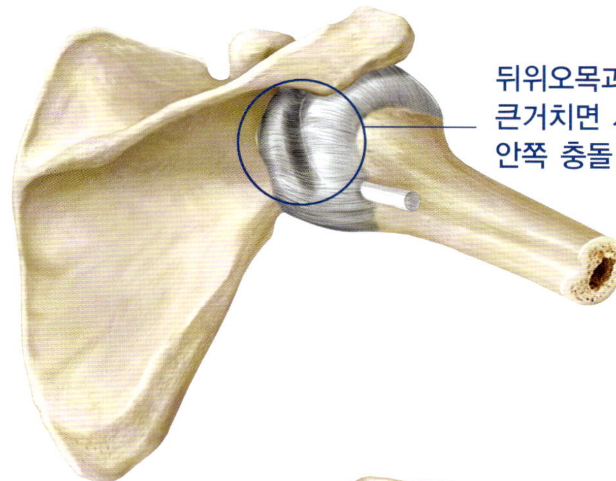

복잡 돌림근띠 찢어짐

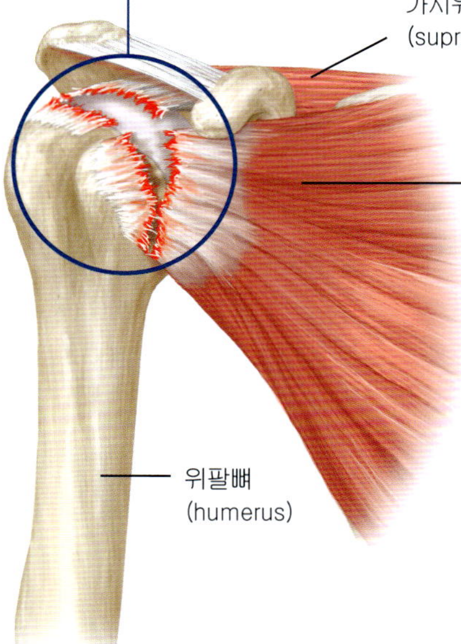

두갈래근힘줄 불안정

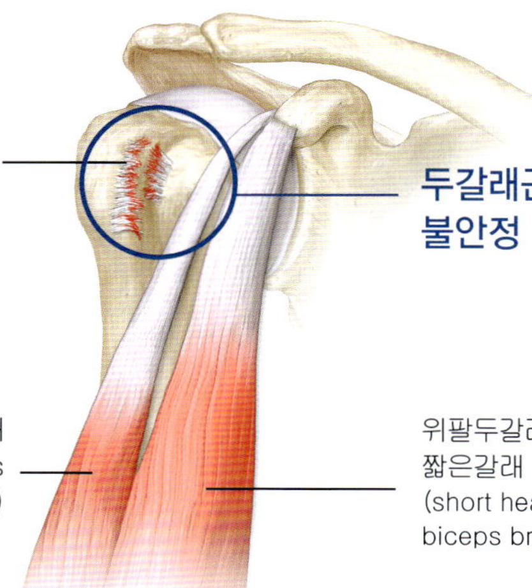

두갈래힘줄병리

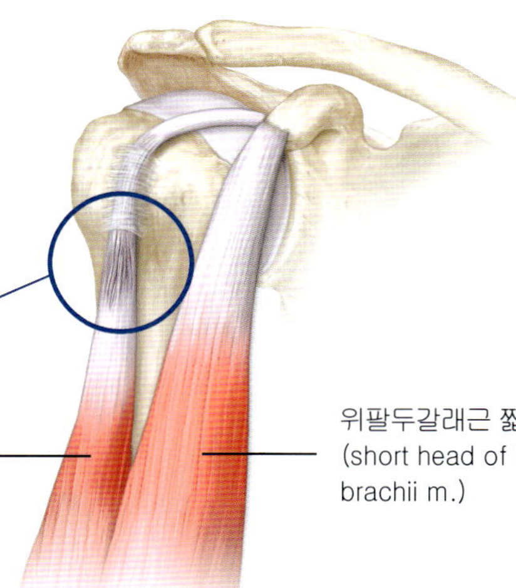

Key:
m. – 근육

움직임(Movements)

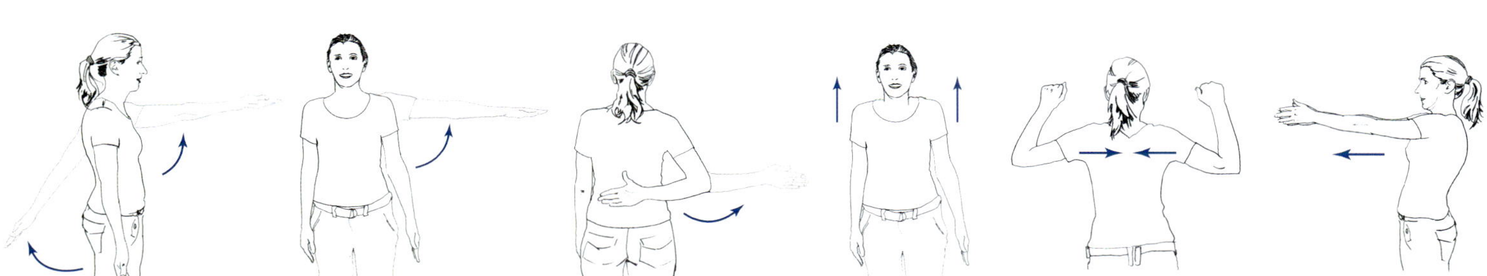

굽힘/중립/폄 · 벌림/모음 · 안쪽돌림/가쪽돌림 · 올림 · 뒷당김 · 어깨 내밈

어깨 — 해부학

앞면

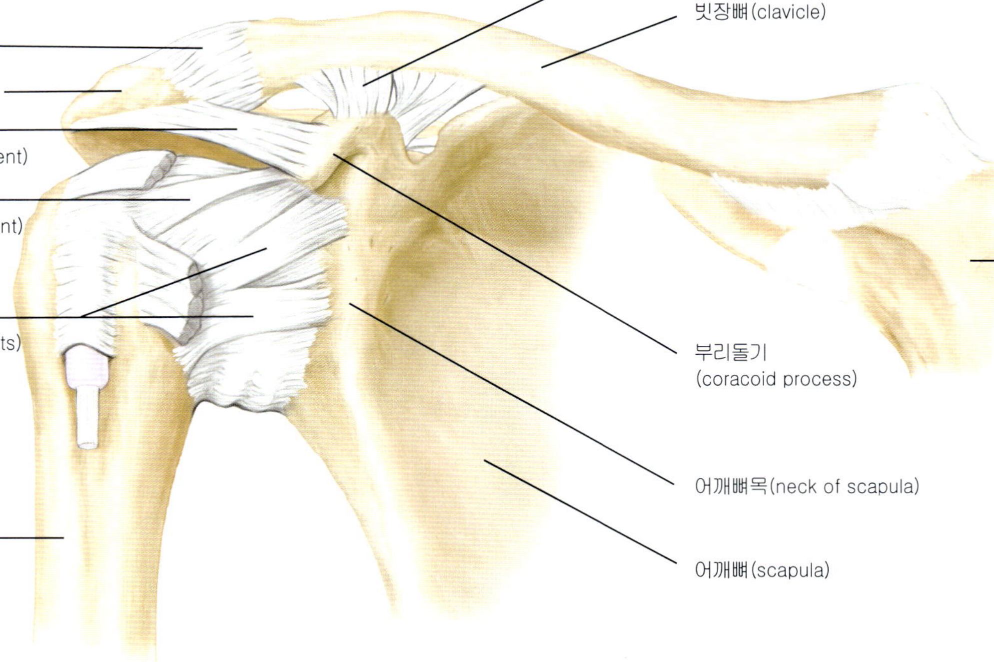

위가쪽면

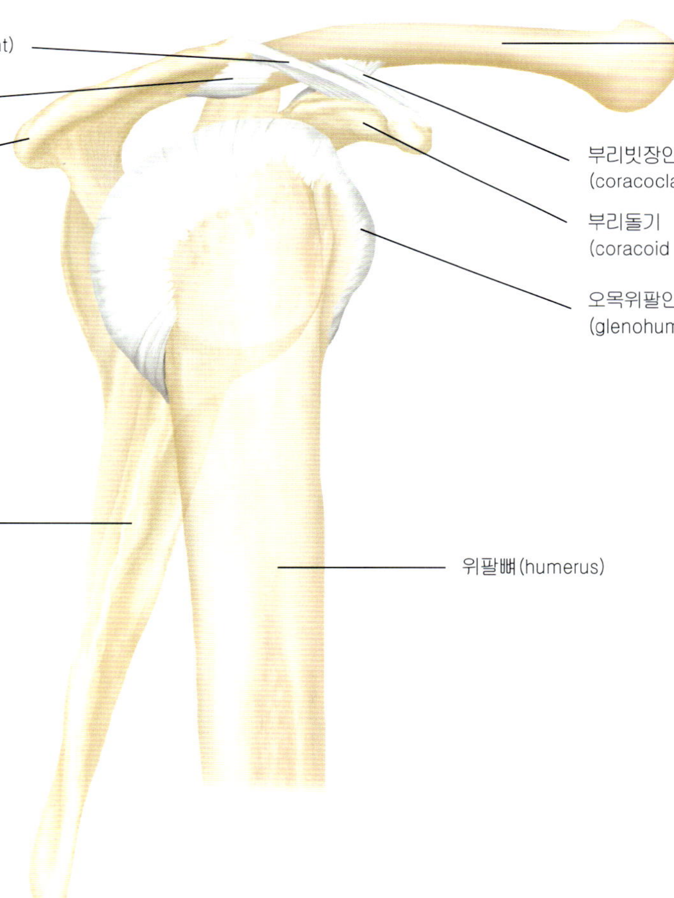

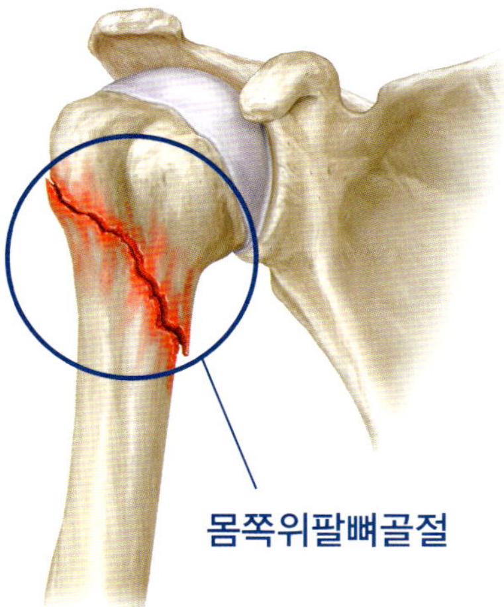

봉우리빗장 분리 1도

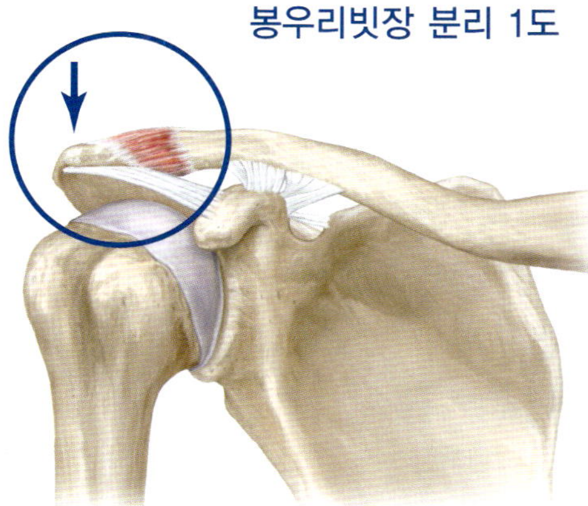

봉우리빗장 분리 2도

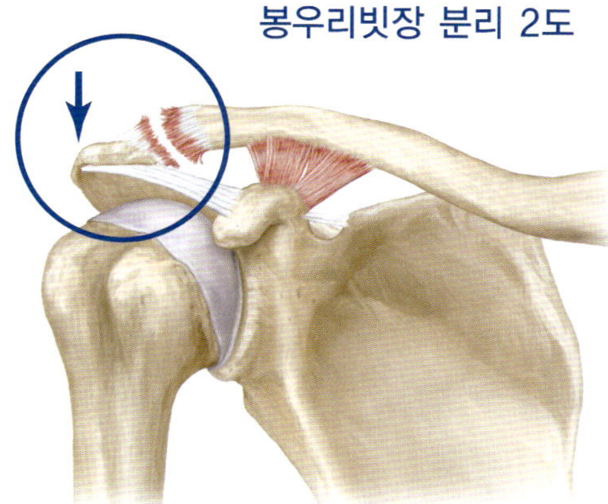

봉우리빗장 분리 3도

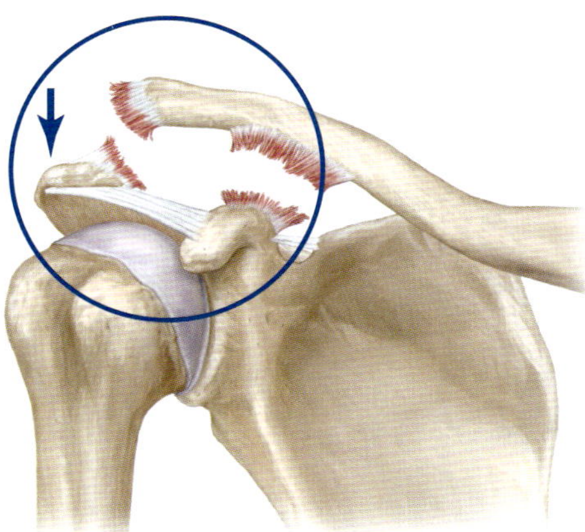

봉우리빗장 분리 4도

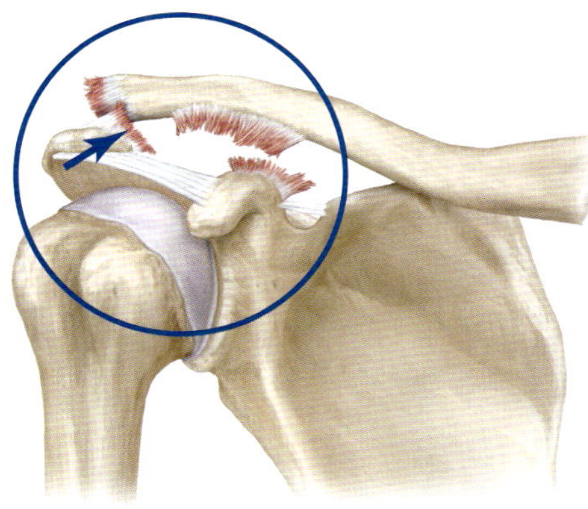

빗장뼈골절

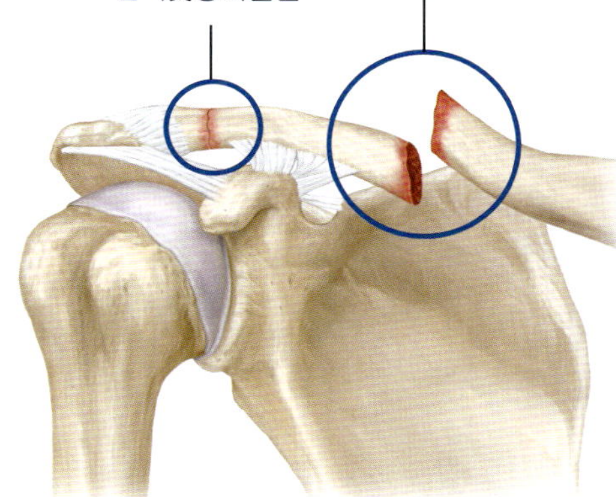

움직임(Movements)

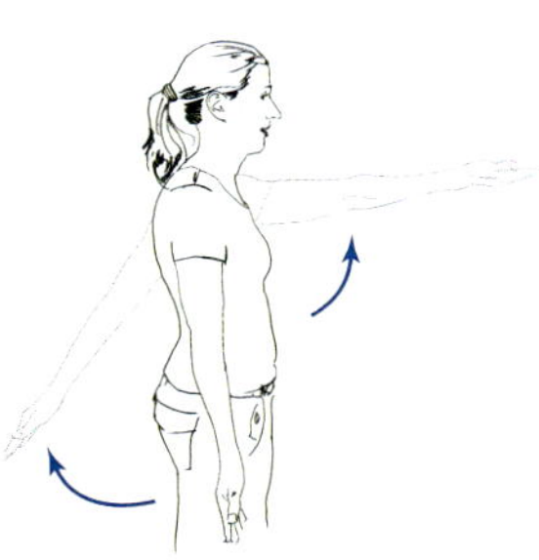

굽힘/중립/폄

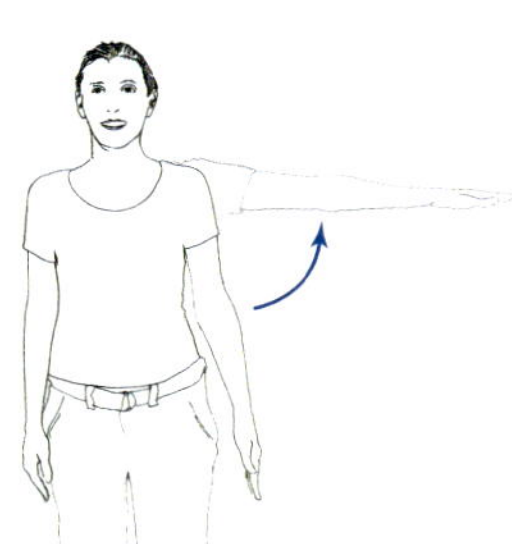

벌림/모음

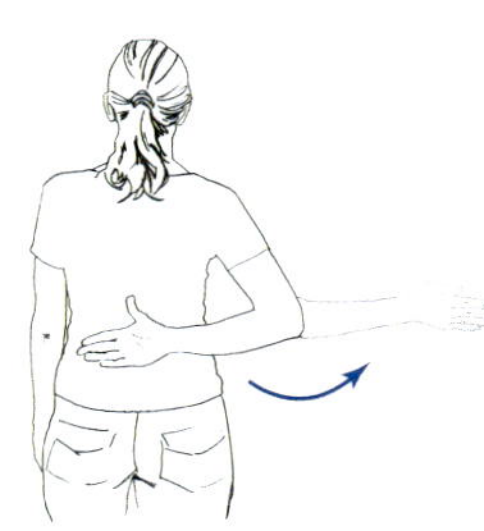

안쪽돌림/가쪽돌림

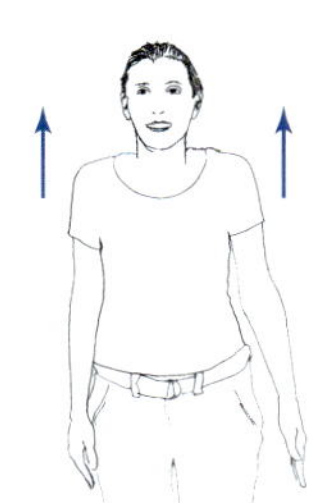

올림

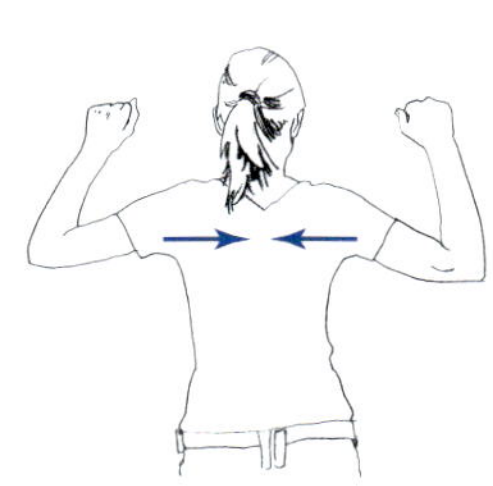

뒷당김

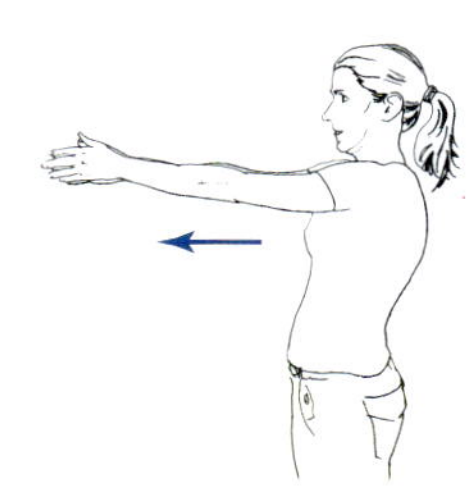

어깨 내밈

손상 기전(Mechanism of Injury)

빗장뼈골절:
하키 스틱

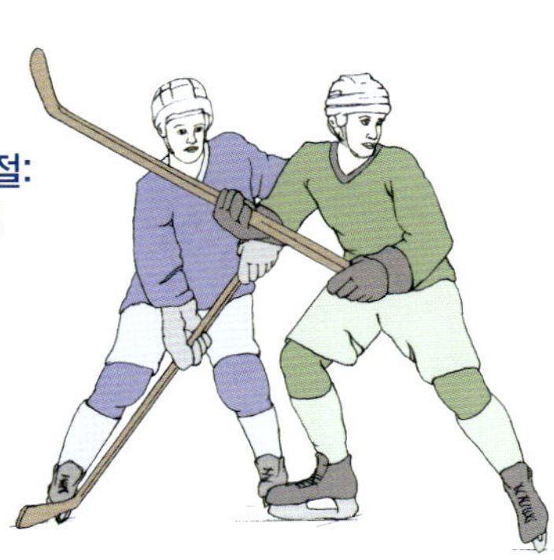

봉우리빗장 분리: 풋볼

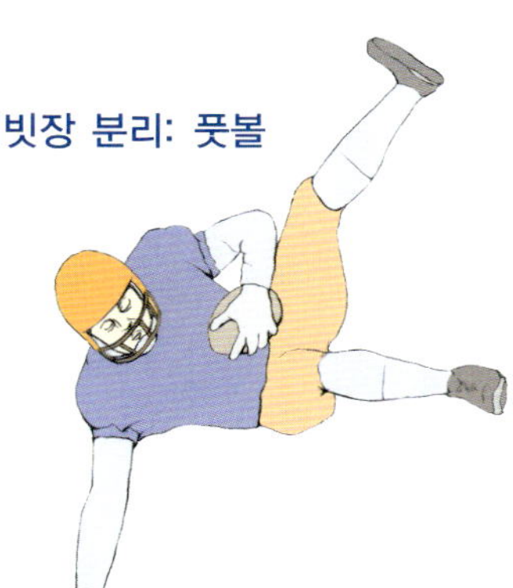

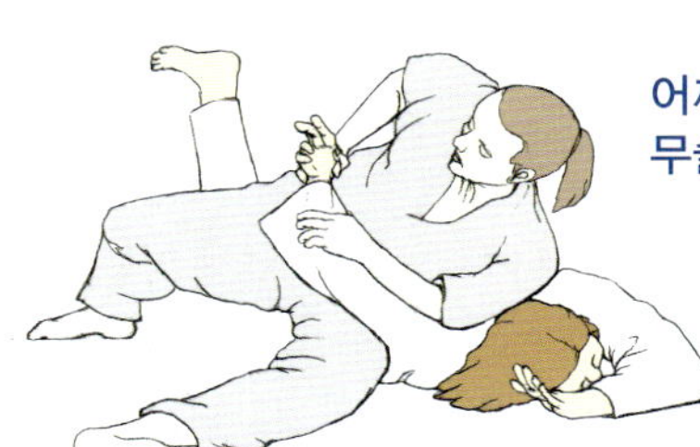

어깨 탈구:
무술

해부학–성장판과 뼈되기 지점

오른쪽 어깨뼈 앞면

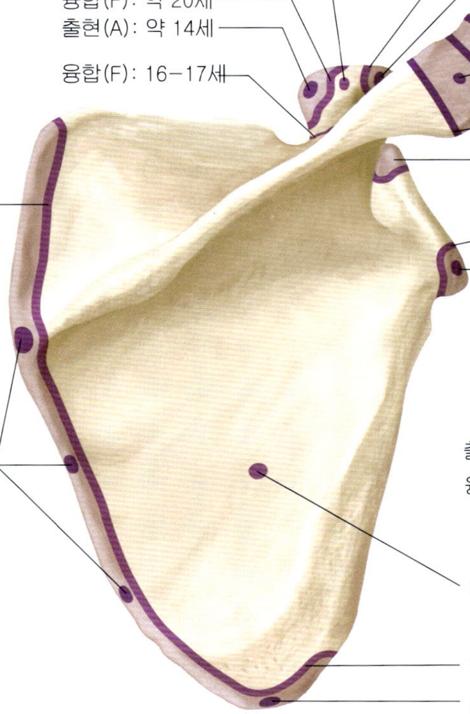

오른쪽 빗장뼈

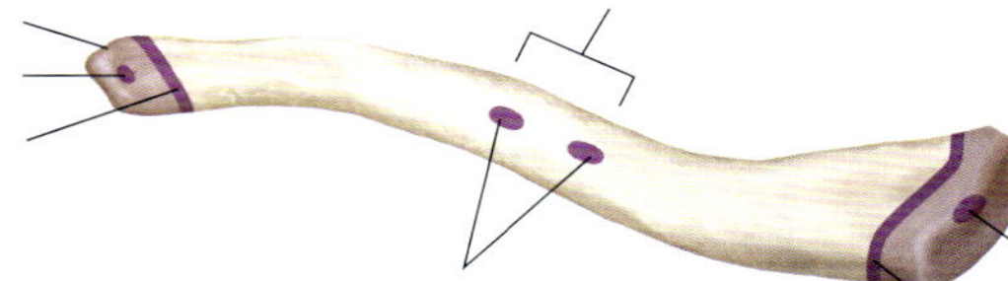

오른쪽 어깨뼈 위가쪽면

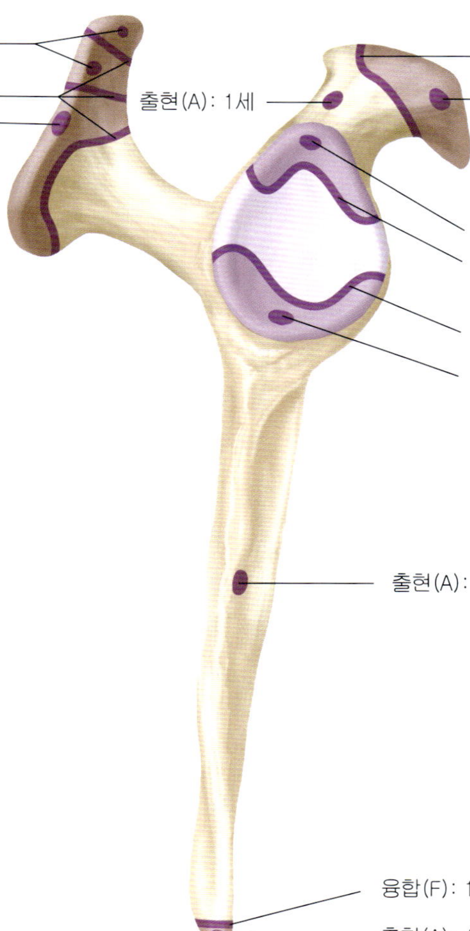

오른쪽 위팔뼈 – 몸쪽끝

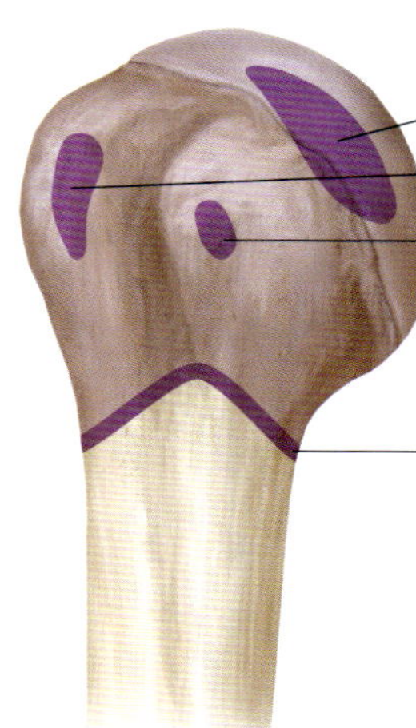

Key:
A – Appears
F – Fuses

제 2 장

봉우리돌기(acromion)

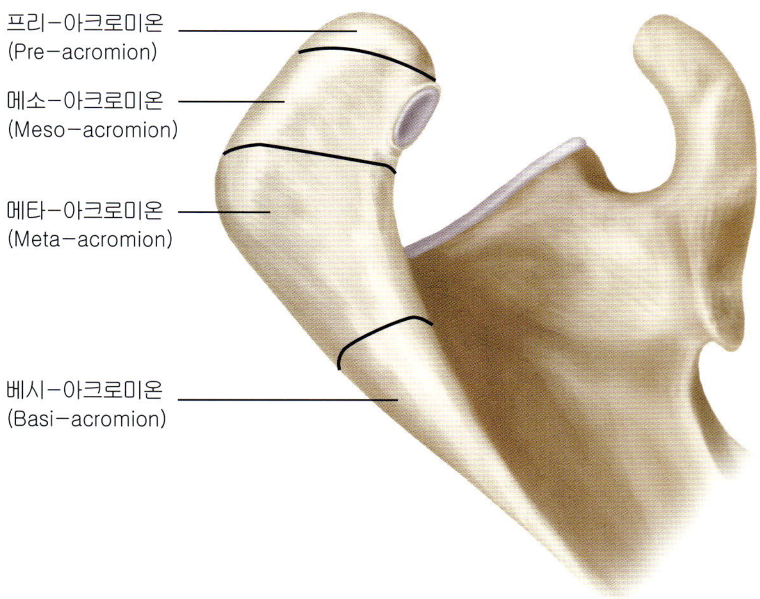

어린 야구선수 어깨 (몸쪽 성장판)

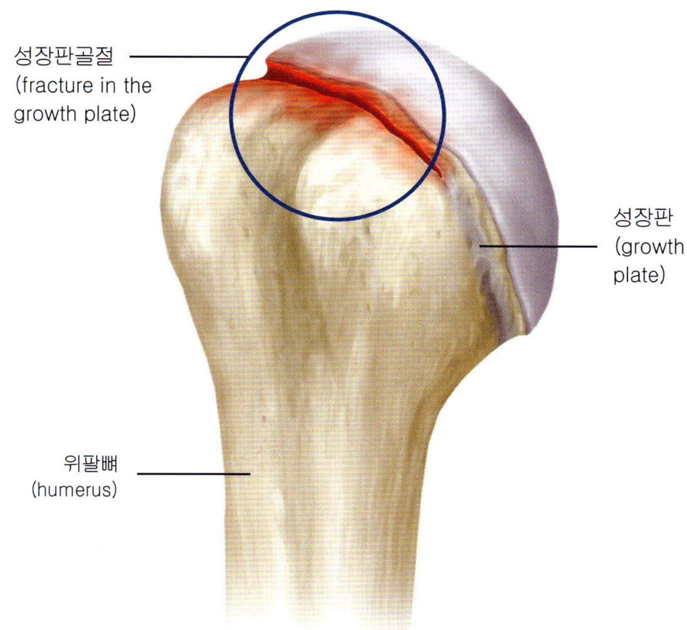

움직임(Movements)

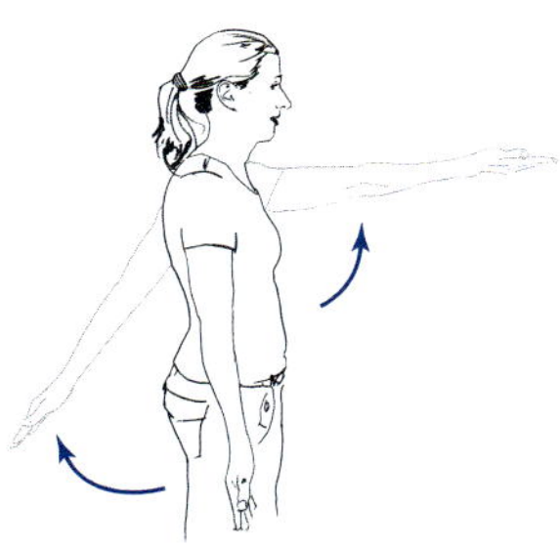
굽힘/중립/폄

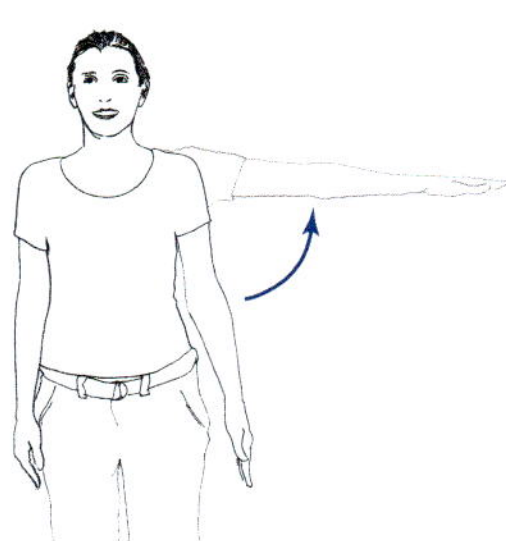
벌림/모음

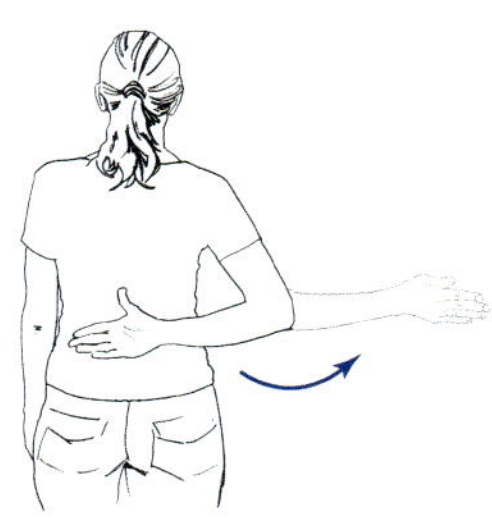
안쪽돌림/가쪽돌림

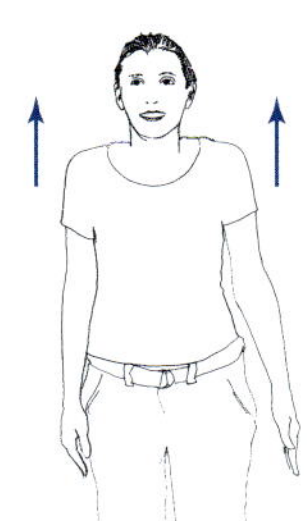
올림

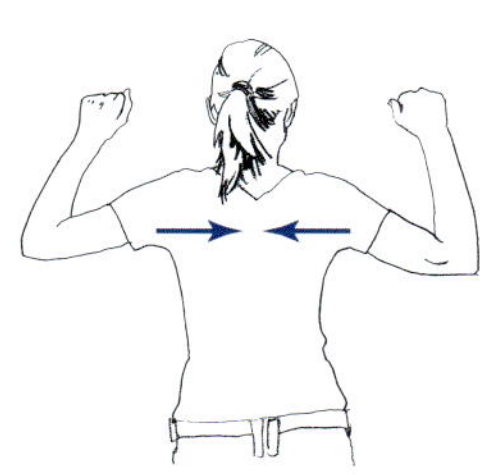
뒷당김

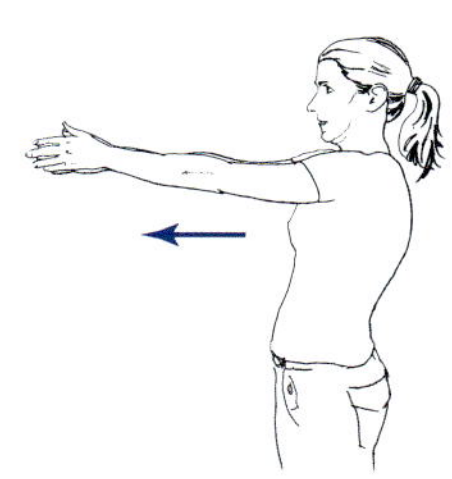
어깨 내밈

손상 기전(Mechanism of Injury)

어린 야구선수 어깨 :
야구

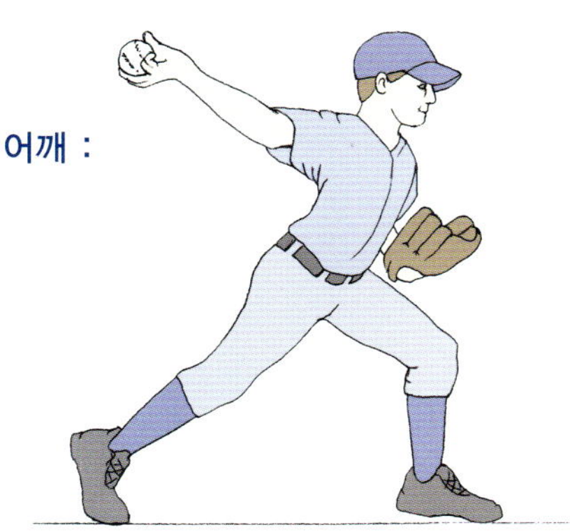

앞면

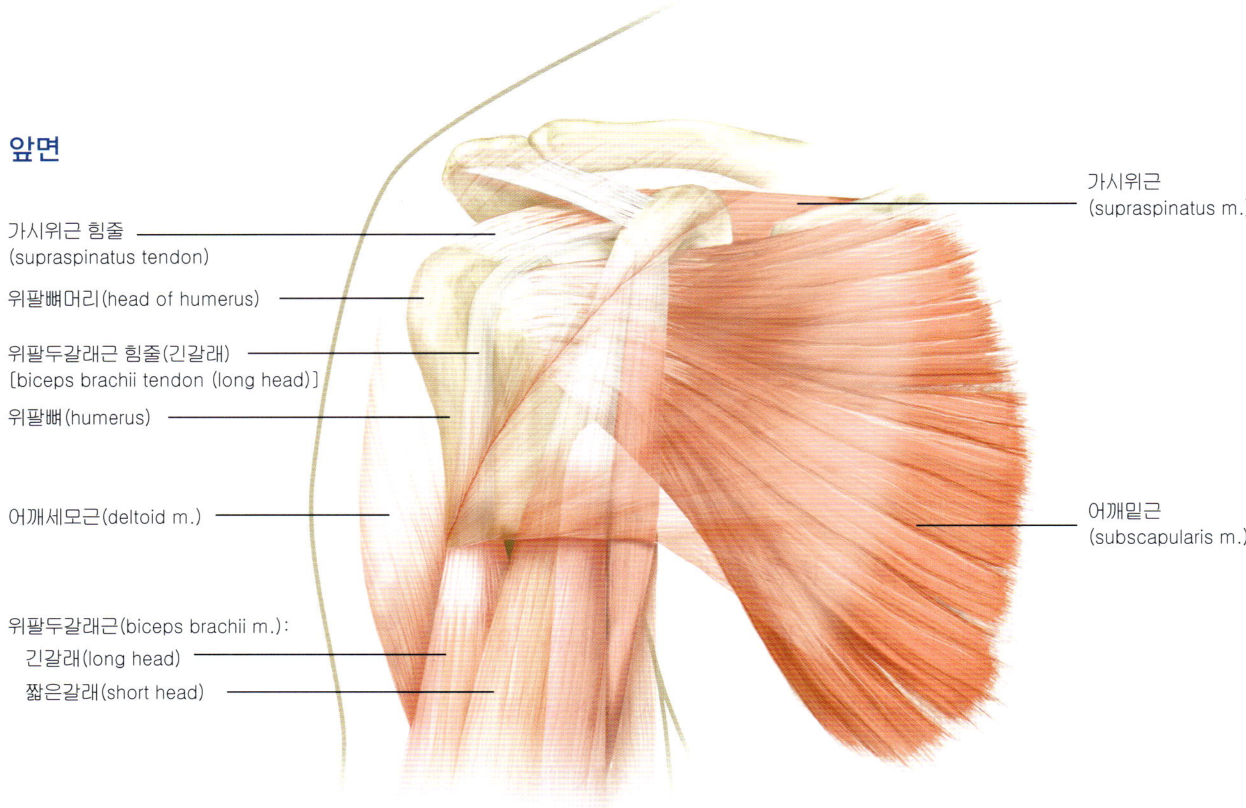

오른쪽 어깨관절 오목부위의 가쪽면

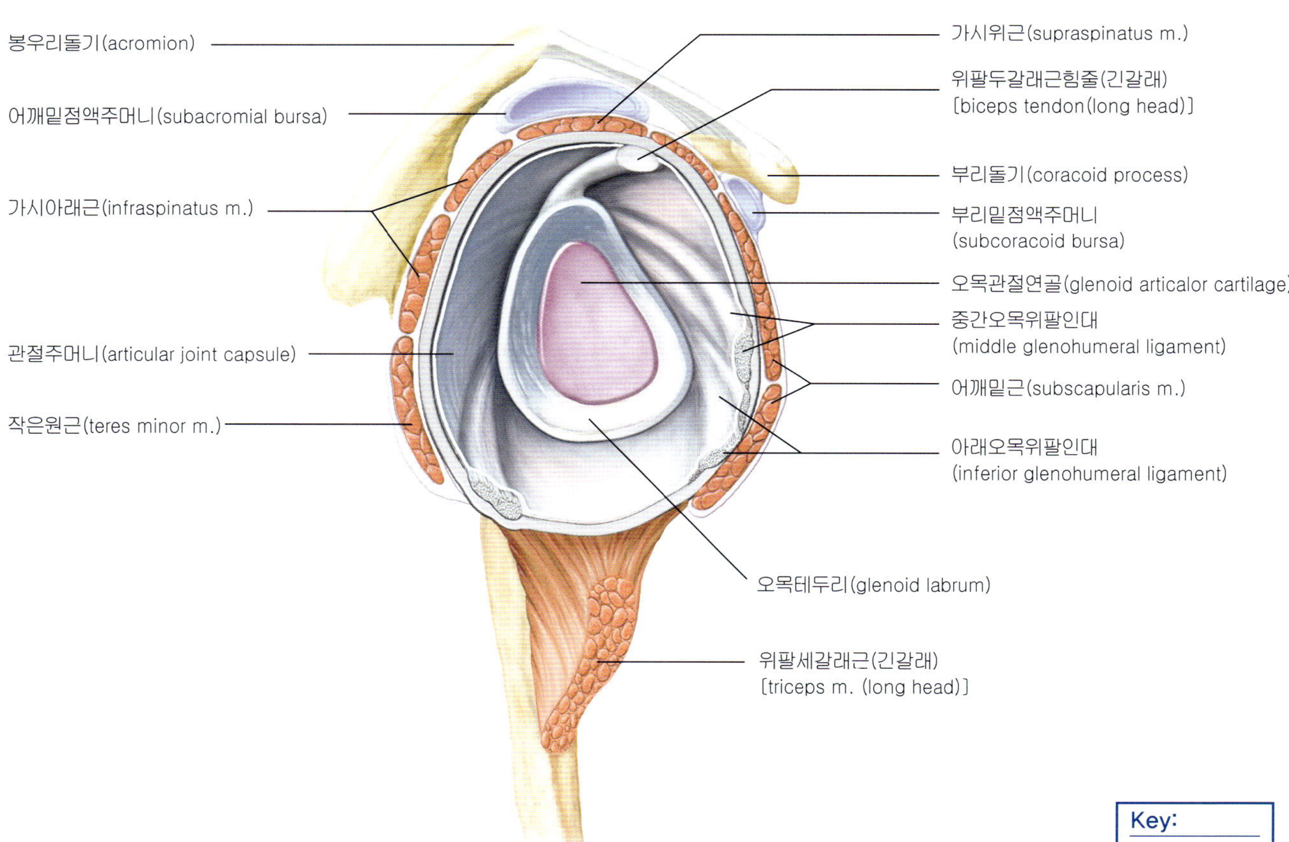

Key:
m. – muscle

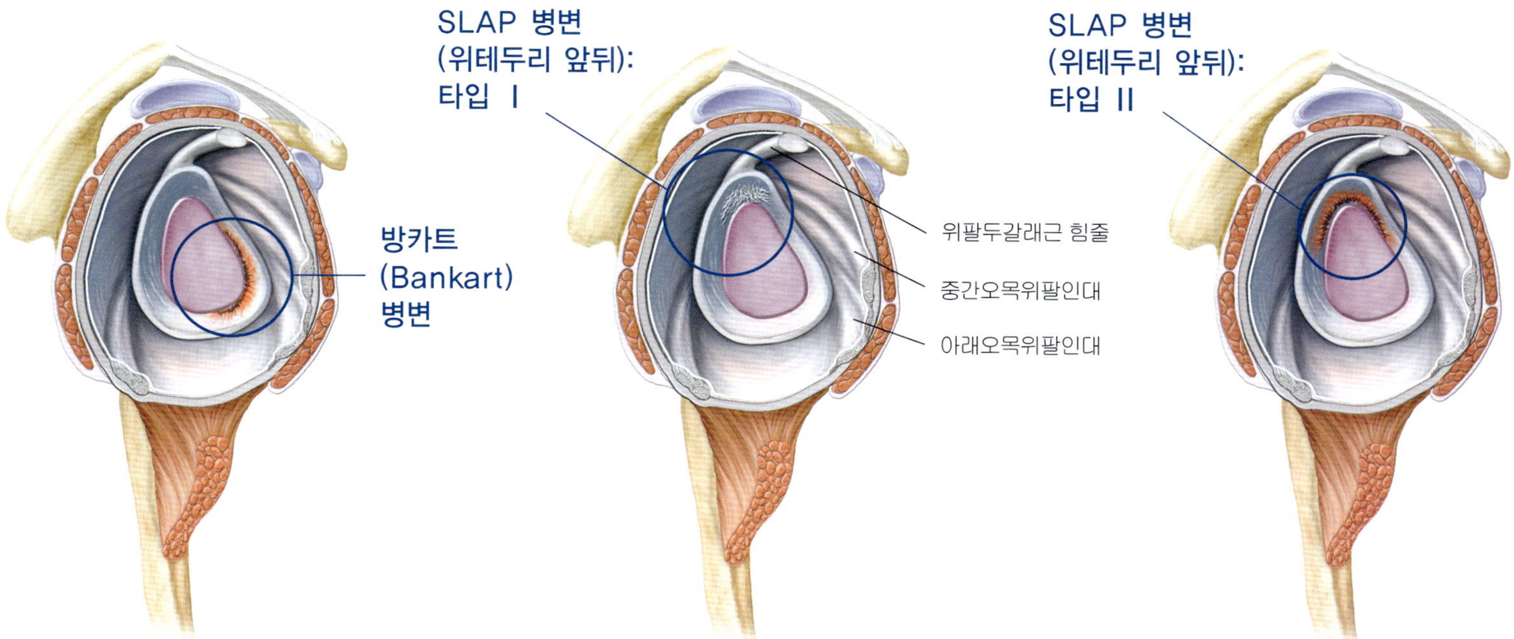

정상 어깨 해부학

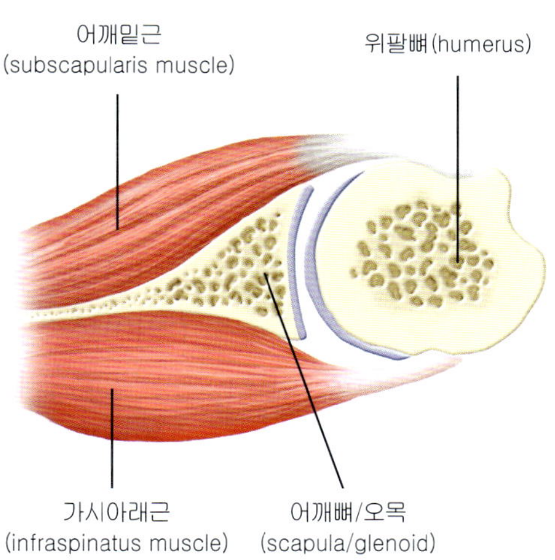

힐-삭스 구조를
가진 앞쪽탈구

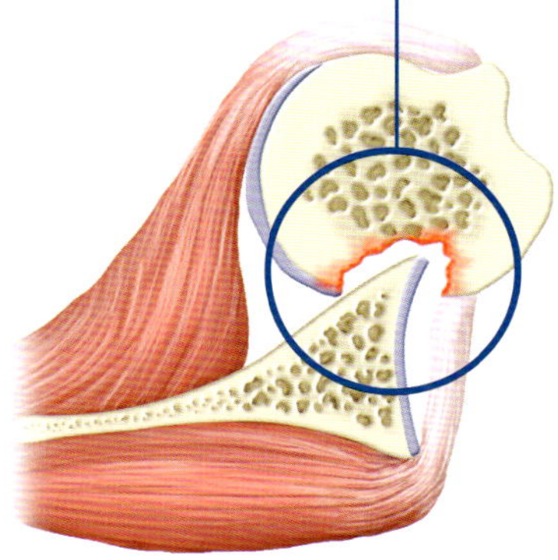

역 힐-삭스 구조를
가진 뒤쪽탈구

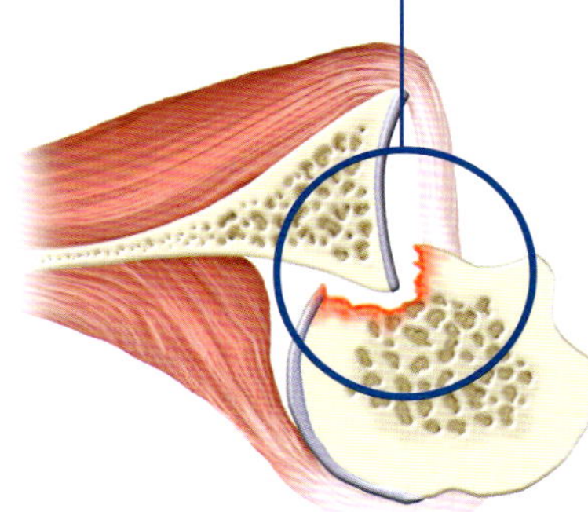

손상 기전(Mechanism of Injury)

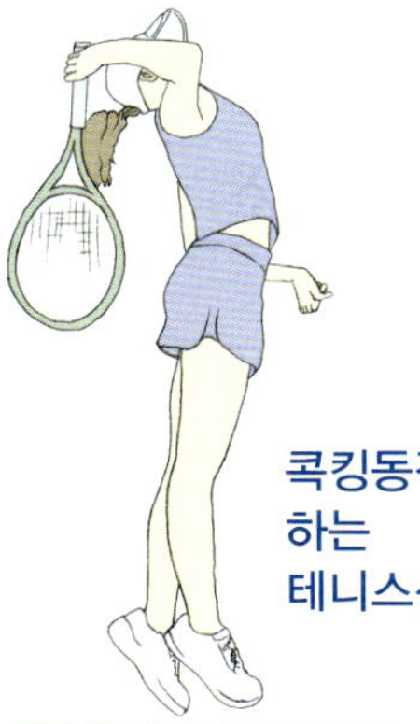

콕킹동작을
하는
테니스선수

어깨탈구:
넘어질 때
팔을 뻗는 경우

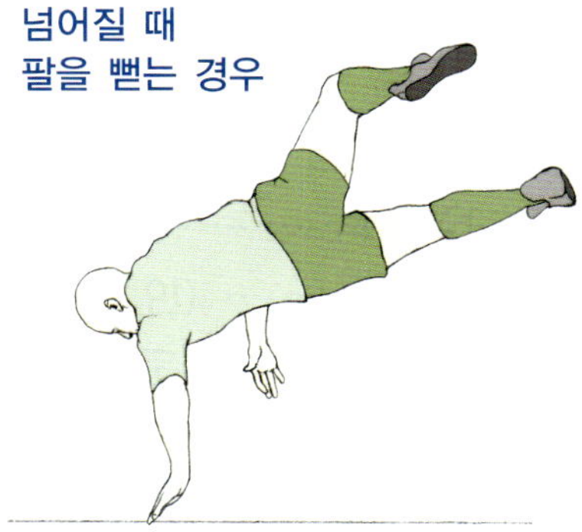

앞쪽
어깨 불안정:
야구

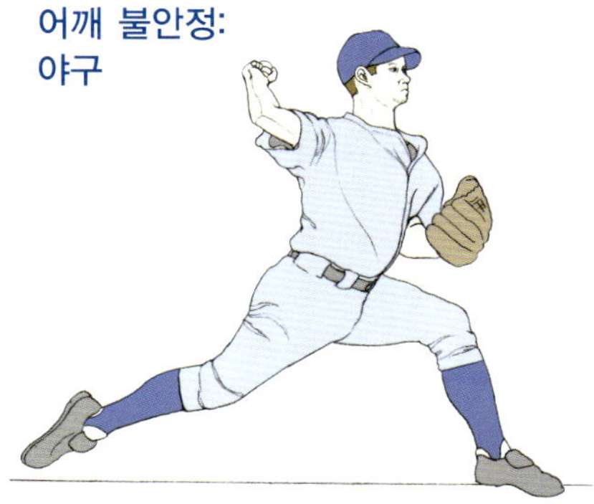

앞쪽 어깨탈구:레슬링

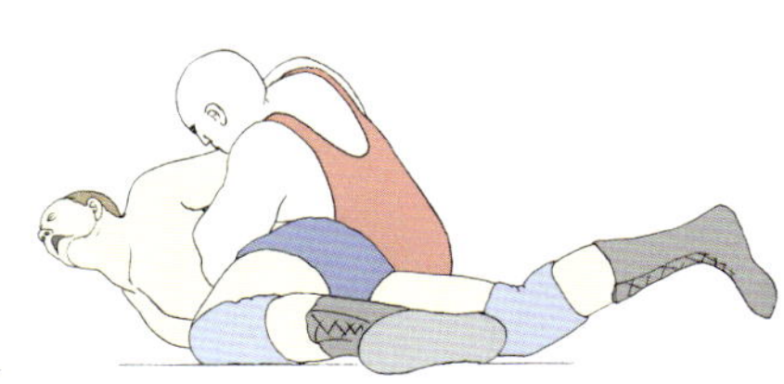

팔꿈치와 아래팔

Elbow & Forearm

중요한 경첩 / The Important Hinge

팔꿉관절은 위팔과 손 사이의 중요한 연결 부위로서, 많은 운동 활동에 있어 능동적인 배달 기전을 제공한다. 팔꿈치는 부하를 전달하고, 야구, 골프 및 테니스와 같은 스포츠를 과도하게 수행할 때 손상의 위험이 증가된다. 해부학, 발달 및 일반적인 손상 기전을 알게 되면, 팔꿈치 손상을 예방하고 치료하는데 큰 도움이 된다.

제 3 장

팔꿈치와 아래팔 —— 해부학

오른쪽 팔꿈치의 앞면

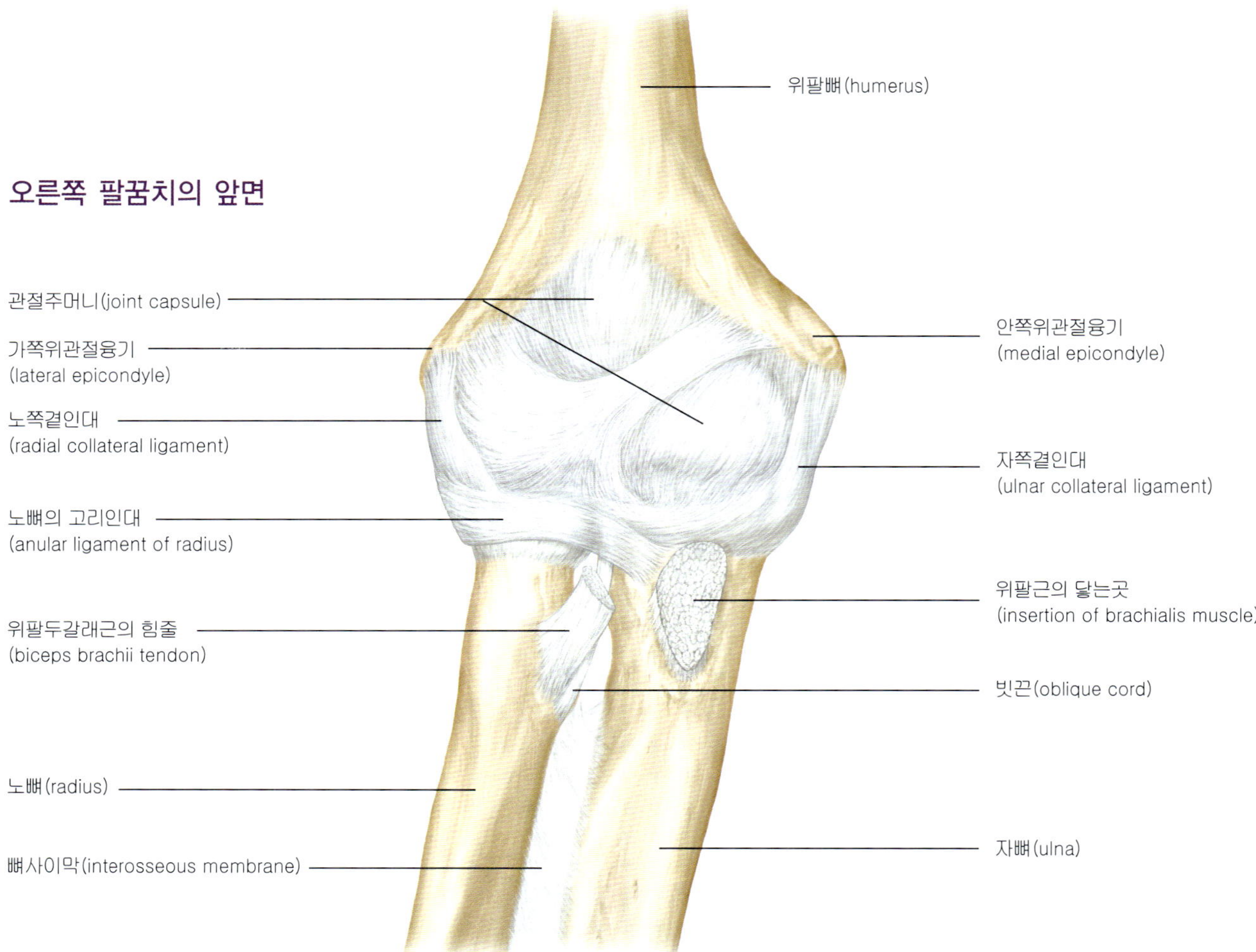

오른쪽 팔꿈치의 안쪽면

오른쪽 팔꿈치의 가쪽면

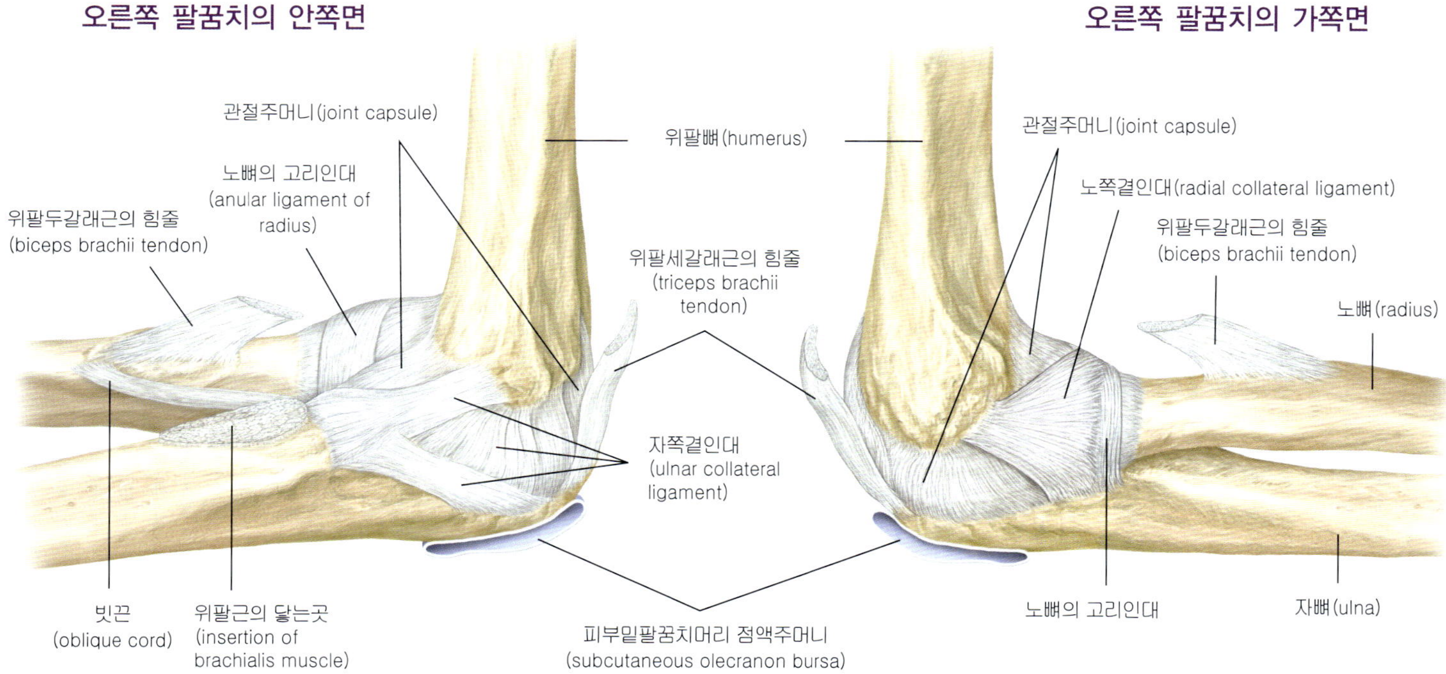

갈고리돌기골절과 앞쪽 탈구

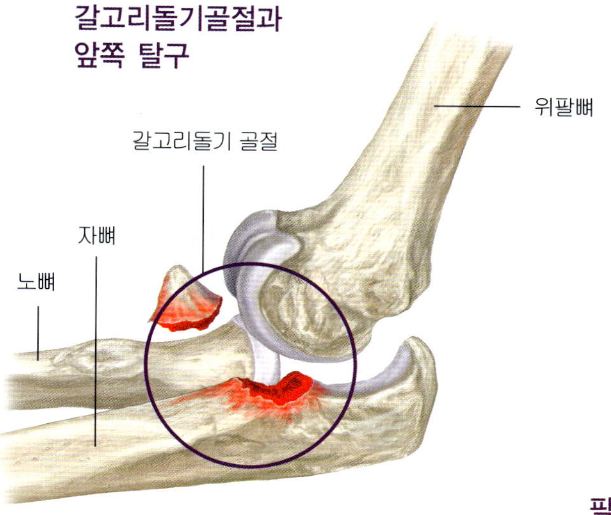

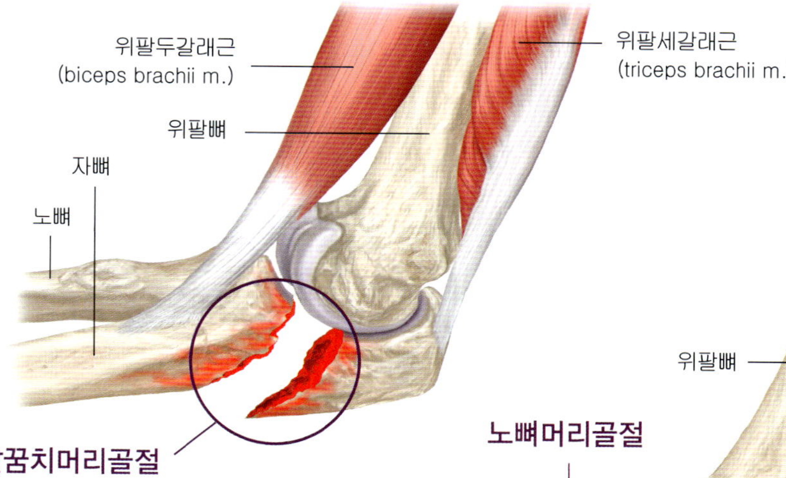

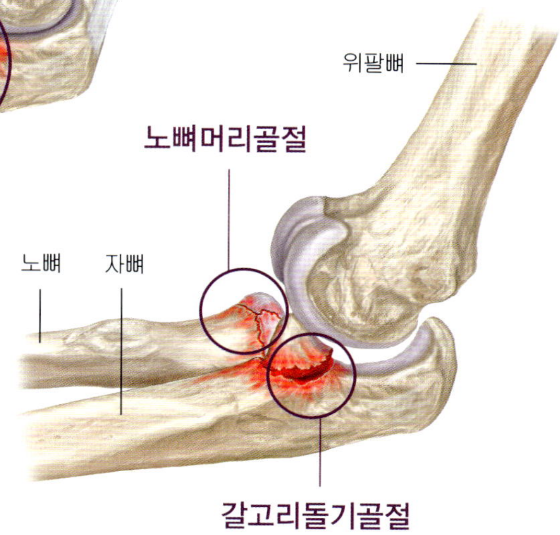

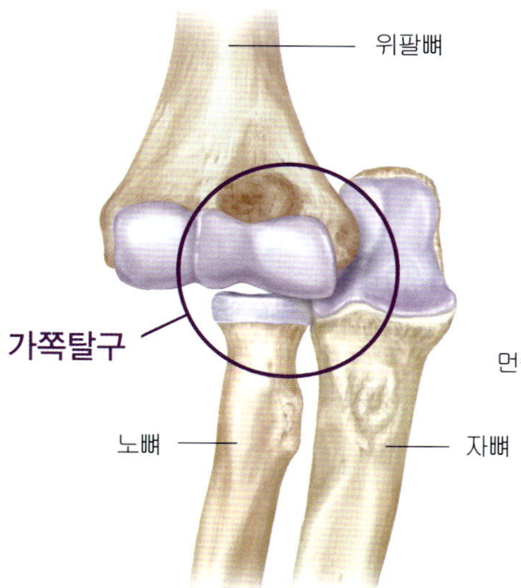

두갈래근 힘줄 파열

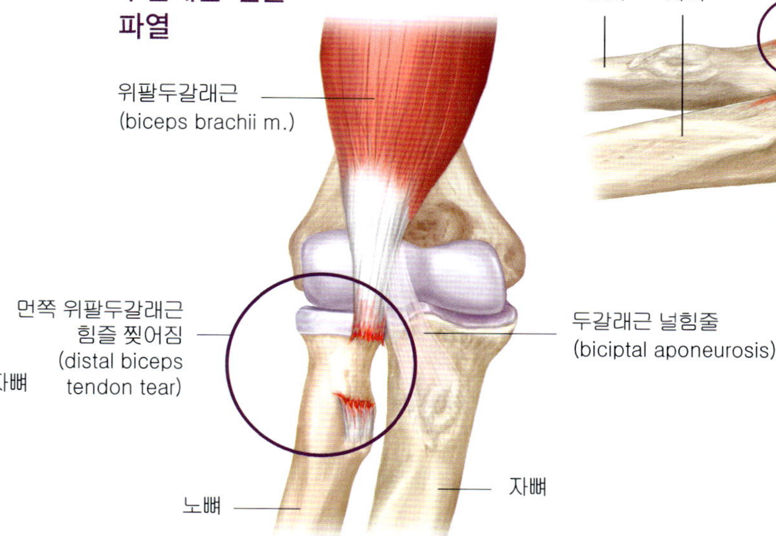

Key:
m. – 근육

움직임(Movements)

뒤침
(supination)

엎침
(pronation)

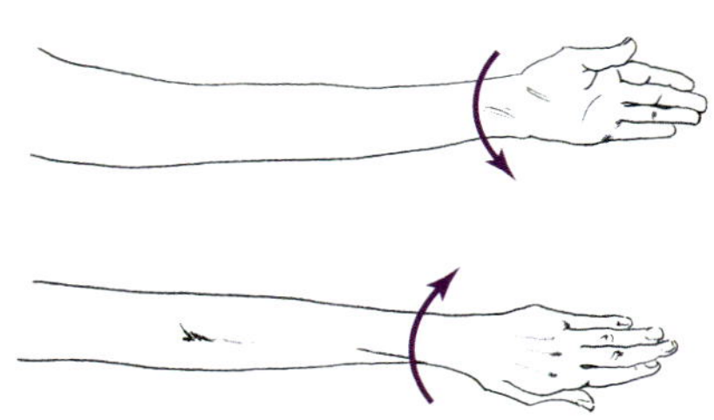

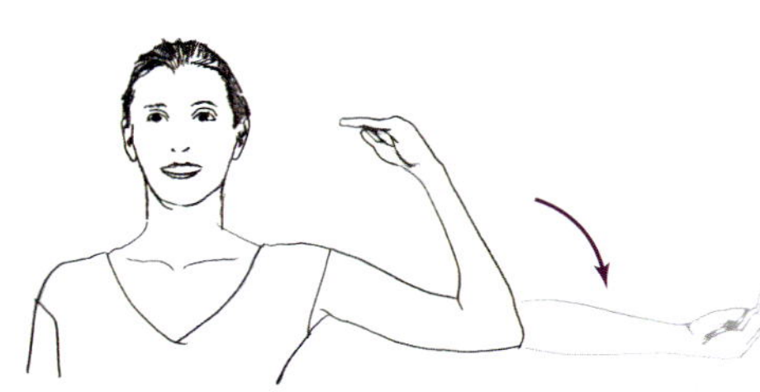

굽힘/폄

손상 기전(Mechanism of Injury)

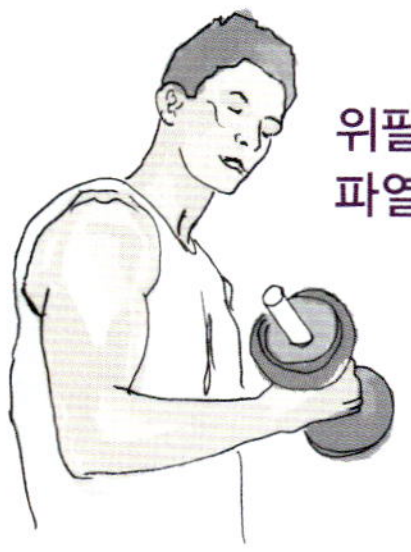

위팔두갈래근
파열: 들기운동

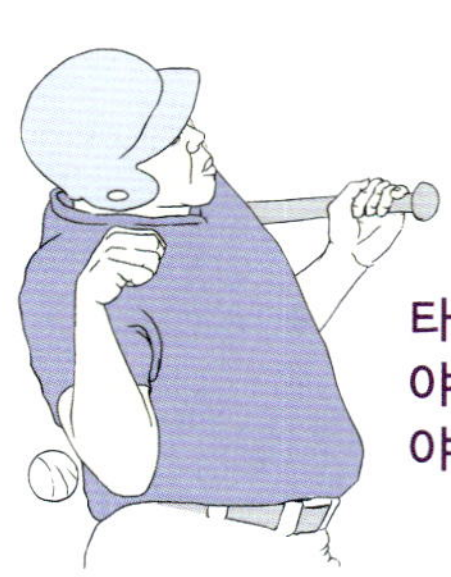

타박상:
야구공에 맞은
야구선수

팔뻗어 넘어지는
경우: 스케이트 선수

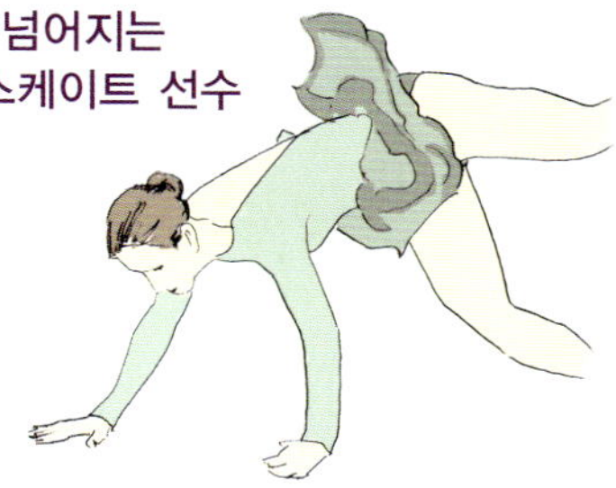

팔꿈치 탈구: 무술

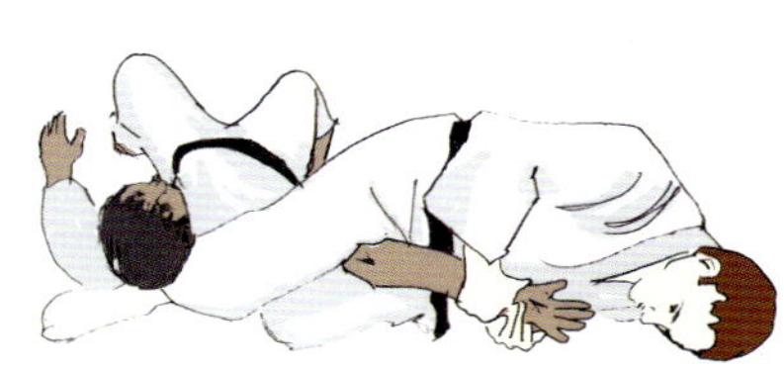

팔꿈치와 아래팔 — 해부학

오른쪽 아래팔의 앞면

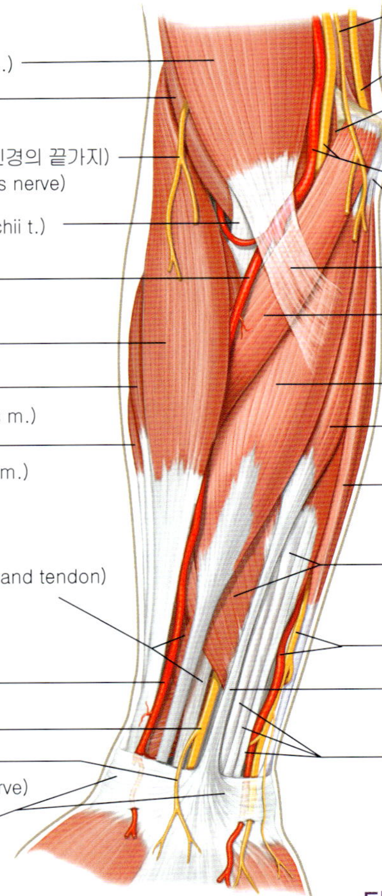

Key:
m. – muscle
t. – tendon

뒷면

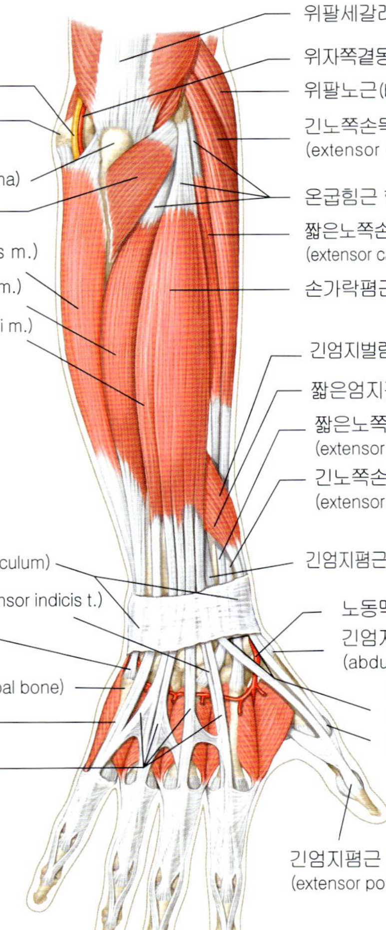

팔꿈치의 가쪽면

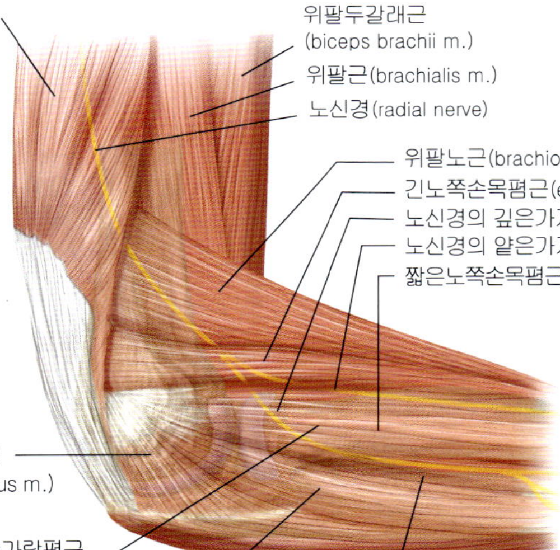

과사용 손상 — 팔꿈치와 아래팔

밖굽이 펌 과부하의 앞면

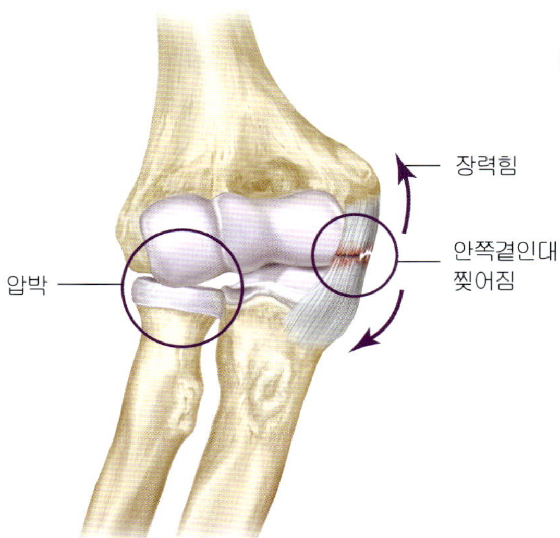

밖굽이 펌 과부하의 뒷면

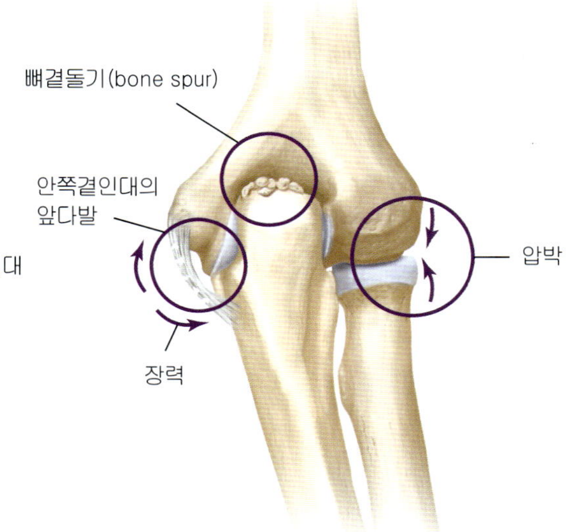

자신경염(ulnar neuritis)과 신경아탈구

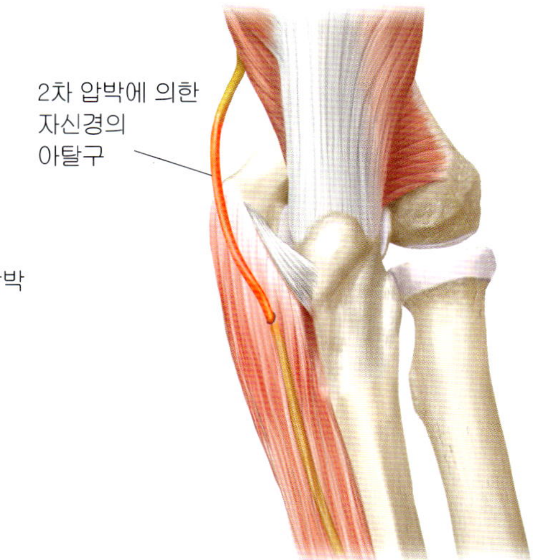

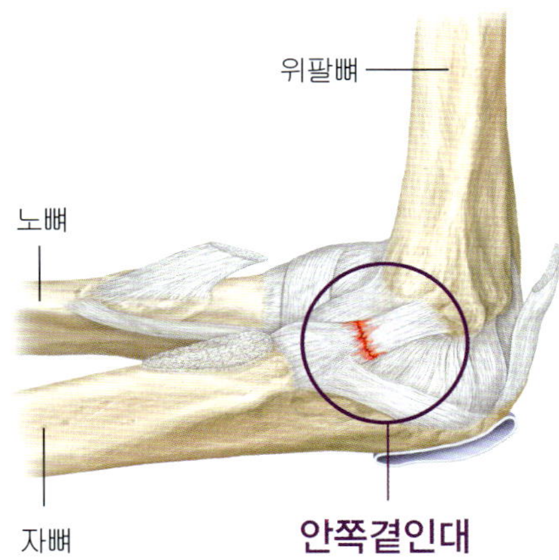

안쪽곁인대 파열

테니스엘보우 (tennis elbow)

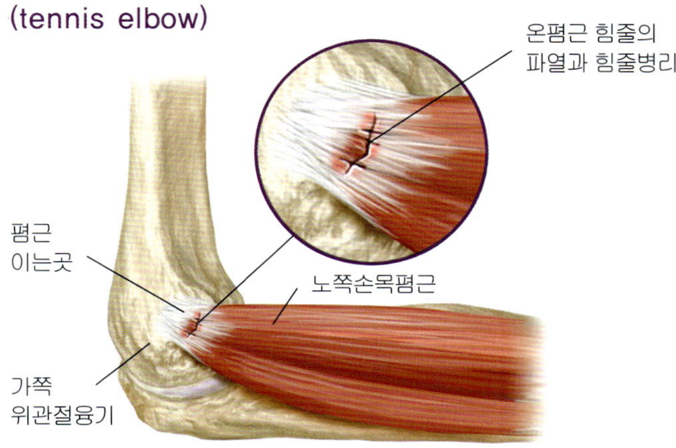

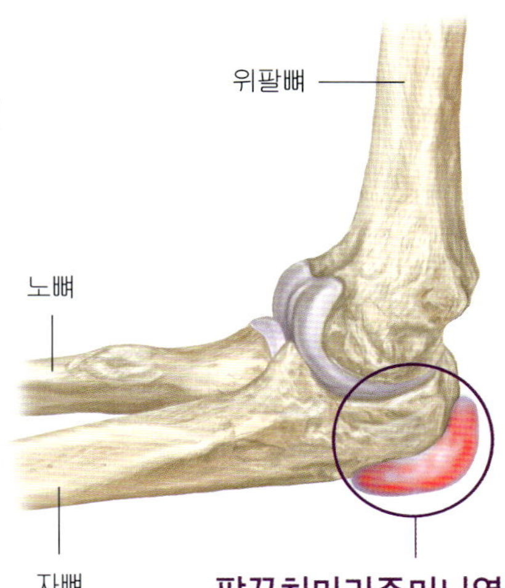

팔꿈치머리주머니염 (olecranon bursitis)

움직임(Movements)

뒤침 (supination)

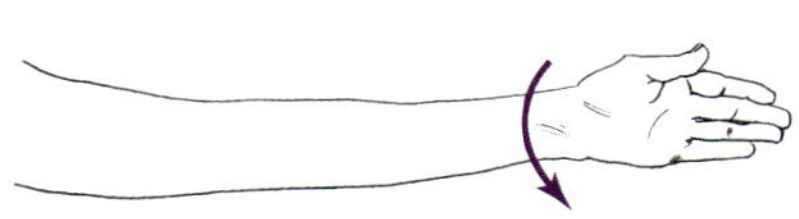

엎침 (pronation)

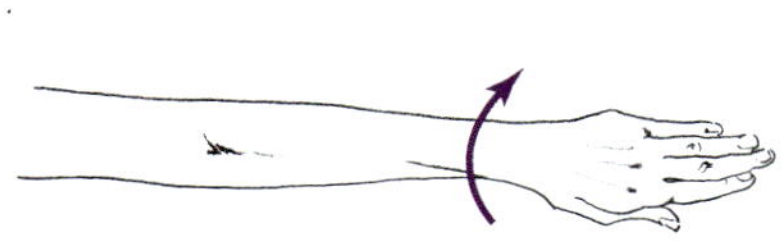

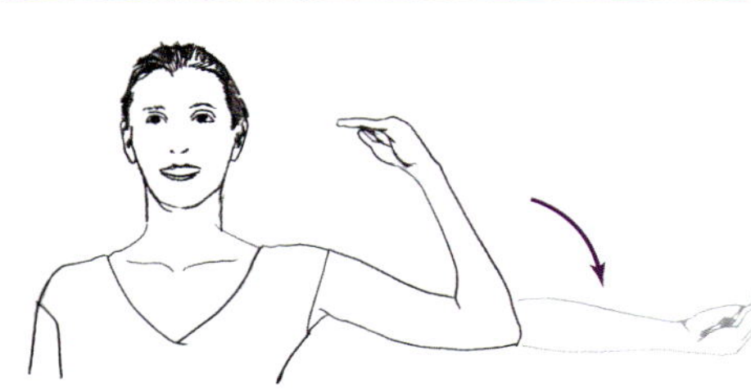

굽힘/폄

손상 기전(Mechanism of Injury)

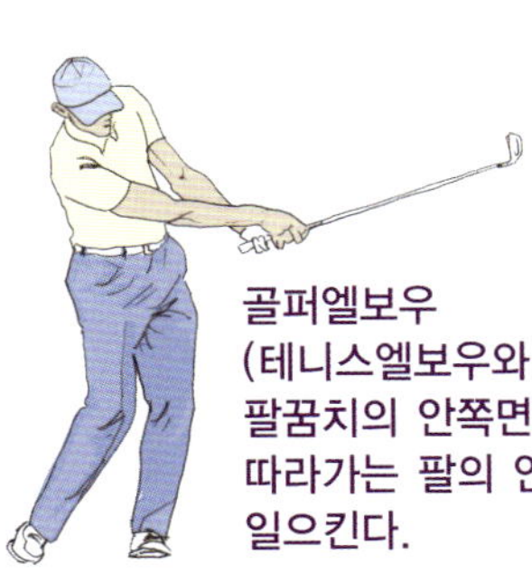

골퍼엘보우 (테니스엘보우와 비슷하지만, 팔꿈치의 안쪽면에서 일어난다)는 따라가는 팔의 안쪽위관절융기염을 일으킨다.

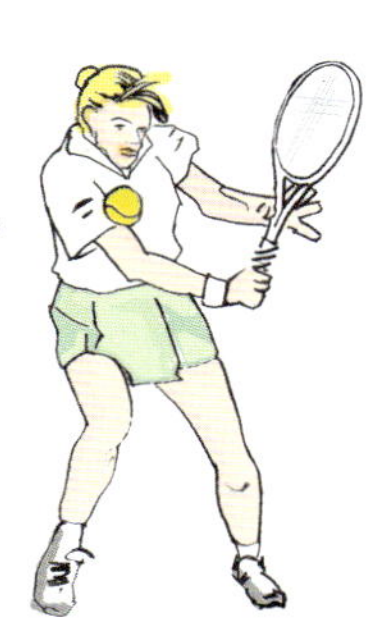

백핸드는 테니스엘보우를 초래할 수 있다.

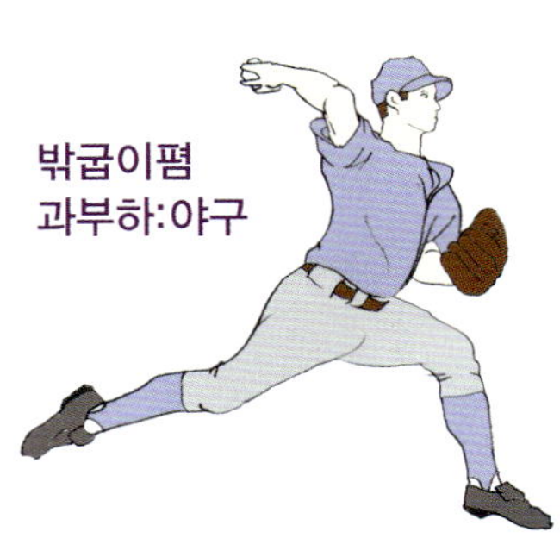

밖굽이펌 과부하:야구

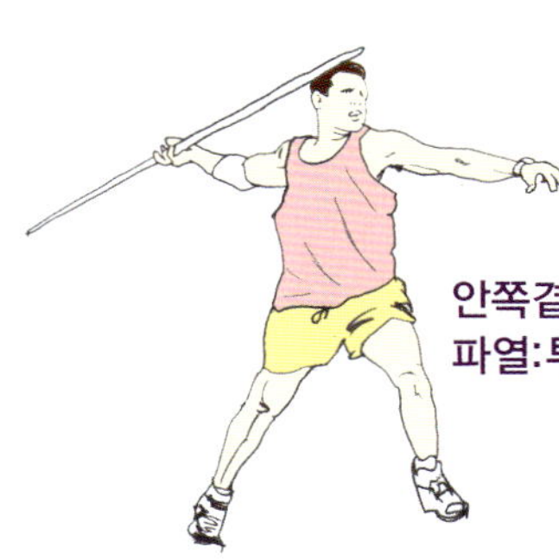

안쪽곁인대 파열:투창

해부학 – 성장판과 뼈되기 지점

위팔뼈의 먼쪽끝

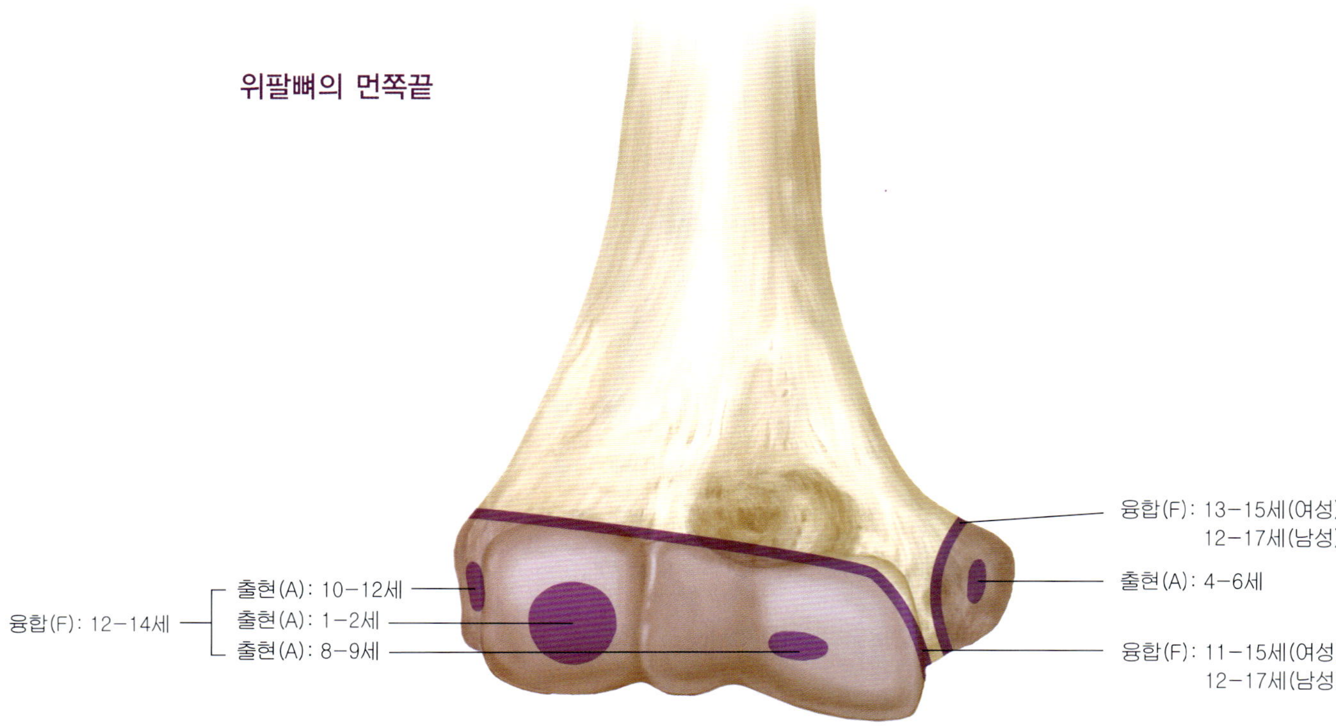

노뼈의 몸쪽끝

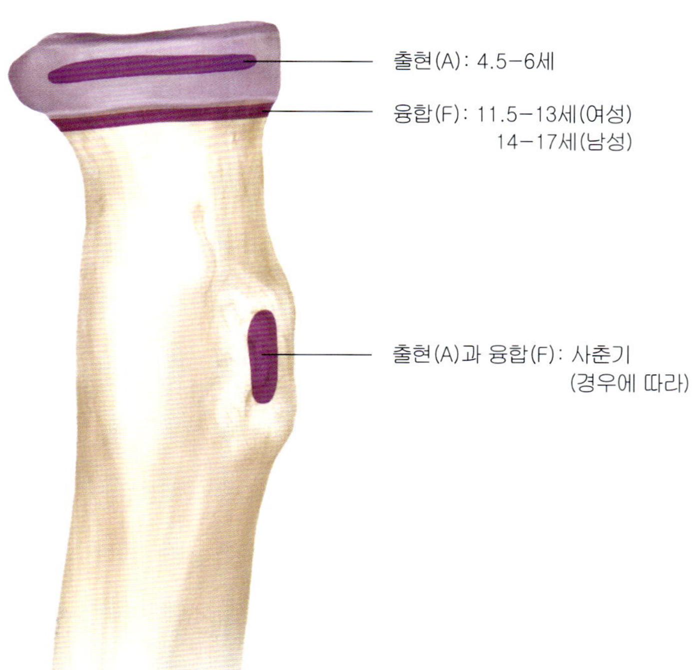

자뼈의 몸쪽끝

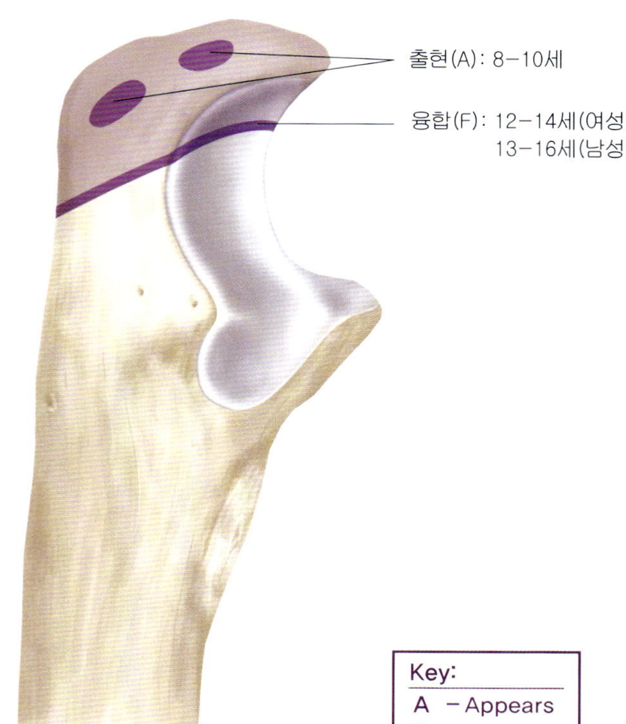

Key:
A – Appears
F – Fuses

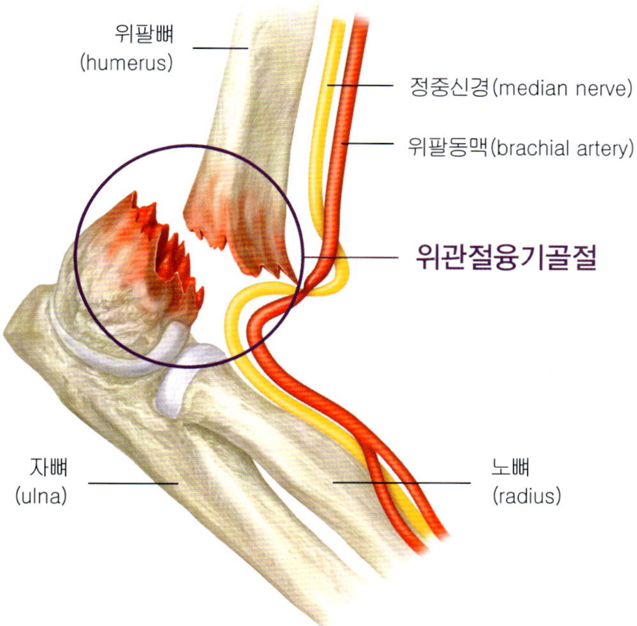

팔꿈치의 박리뼈연골염 (Elbow Osteochondritis Dissecans; OCD)

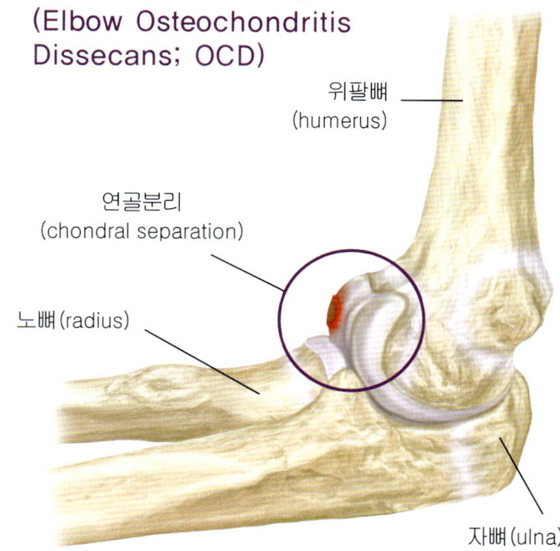

박굽이폄 과부하와 안쪽위관절융기 박리손상

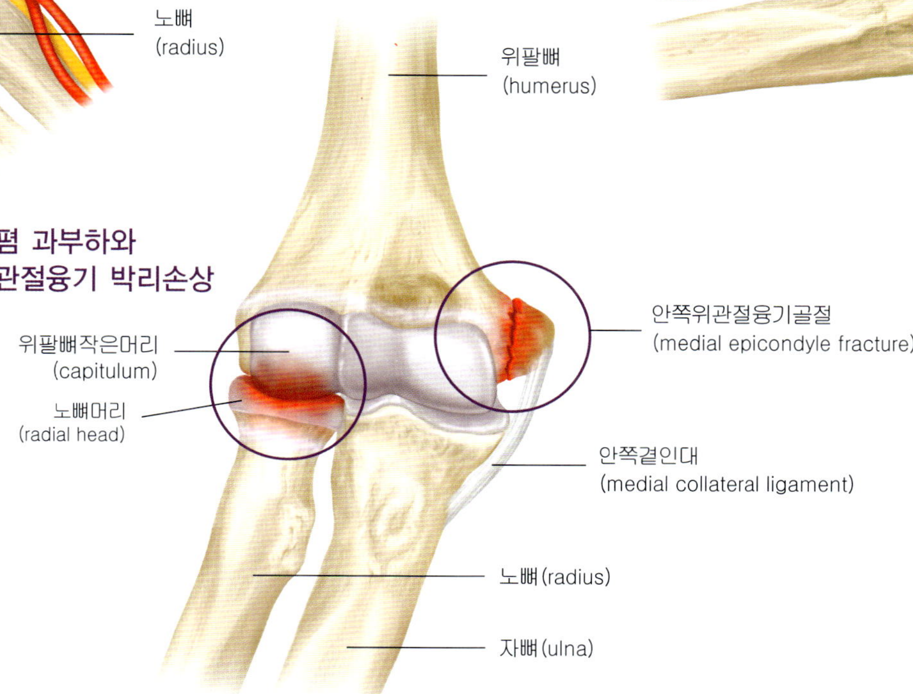

움직임(Movements)

뒤침
(supination)

엎침
(pronation)

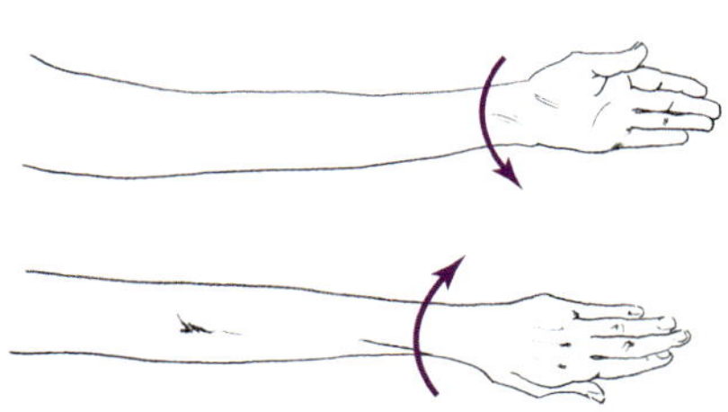

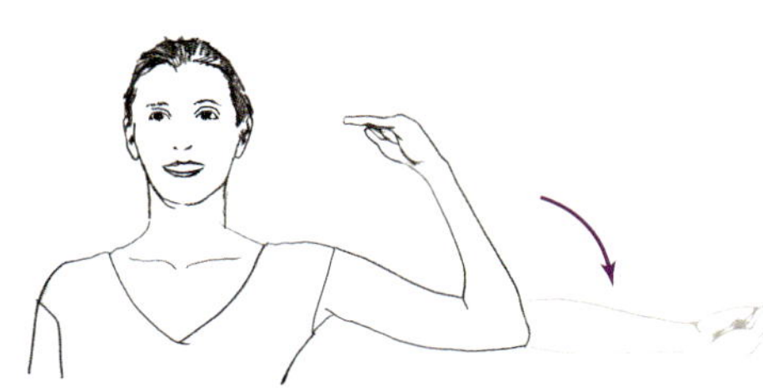

굽힘/폄

손상 기전(Mechanism of Injury)

위관절융기
골절

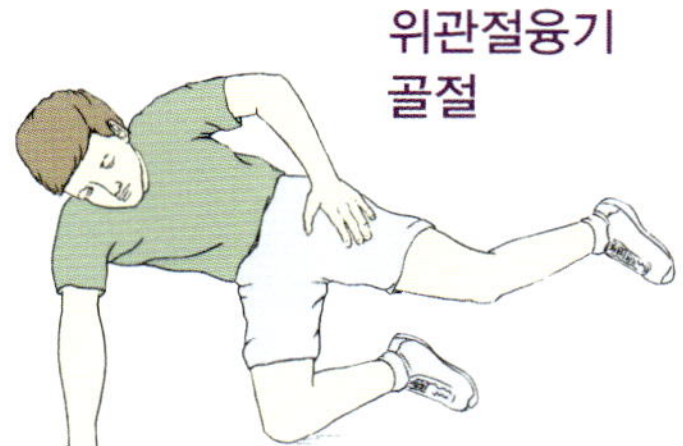

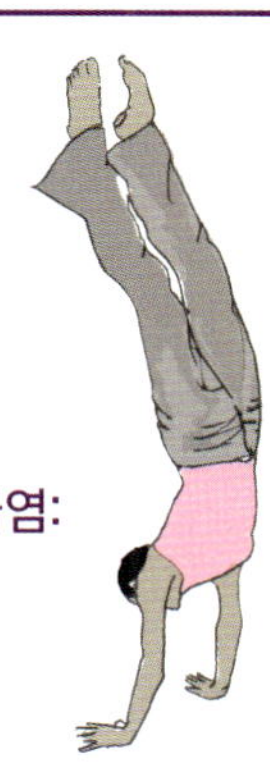

박리뼈연골염:
체조선수

투수의
콕킹 엘보우

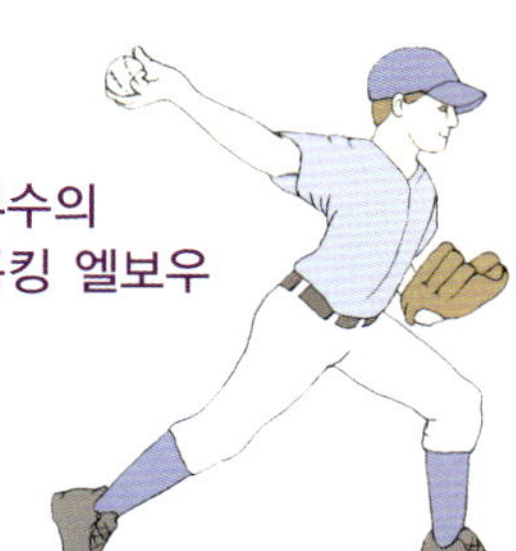

벤치프레스

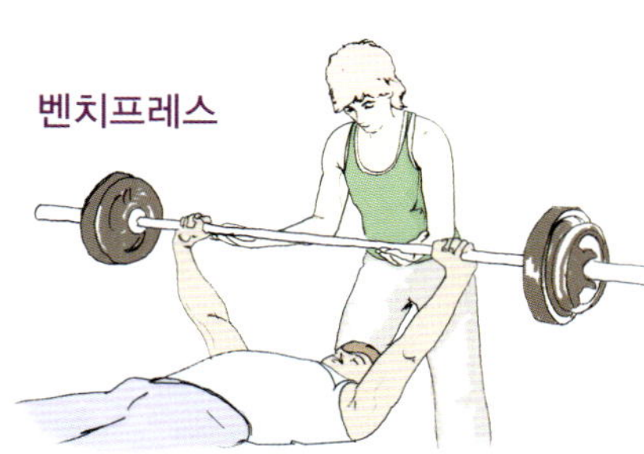

Wrist and Hand 손목과 손

복잡한 해부학 / A Complex Anatomy

손목과 손은 근육뼈대계에서 가장 복잡한 해부학적 구조를 가지고 있다. 대부분의 스포츠는 던지고, 받고, 치는 것과 같이 손을 주로 이용한다. 라켓 스포츠의 반복적인 손목 움직임은 아동 손상과 성인 손상의 주된 원인이 된다. 염증과 관절염뿐만 아니라, 손가락과 엄지의 골절도 자주 일어난다.

제 4 장

오른쪽 손목의 바닥쪽면 뼈와 인대

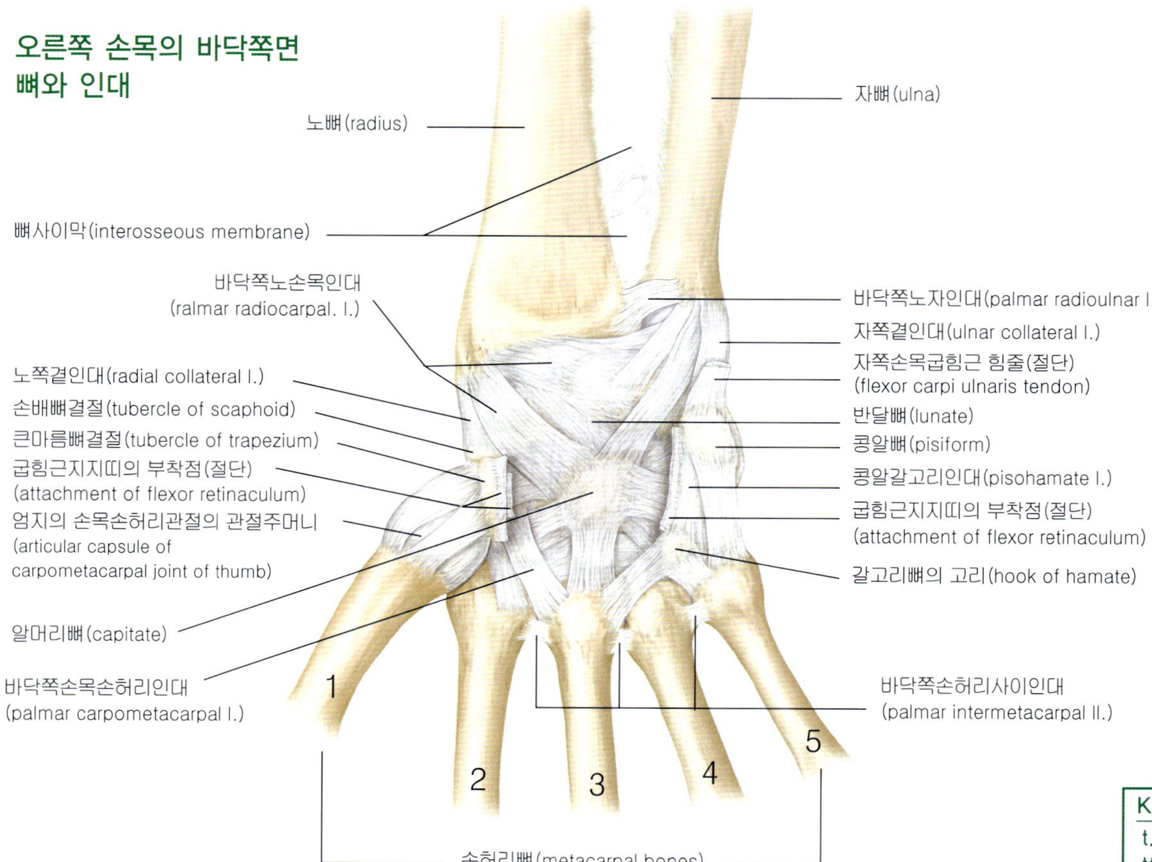

Key:
- t. – tendon
- tt. – tendons
- l. – ligament
- ll. – ligaments

손등면

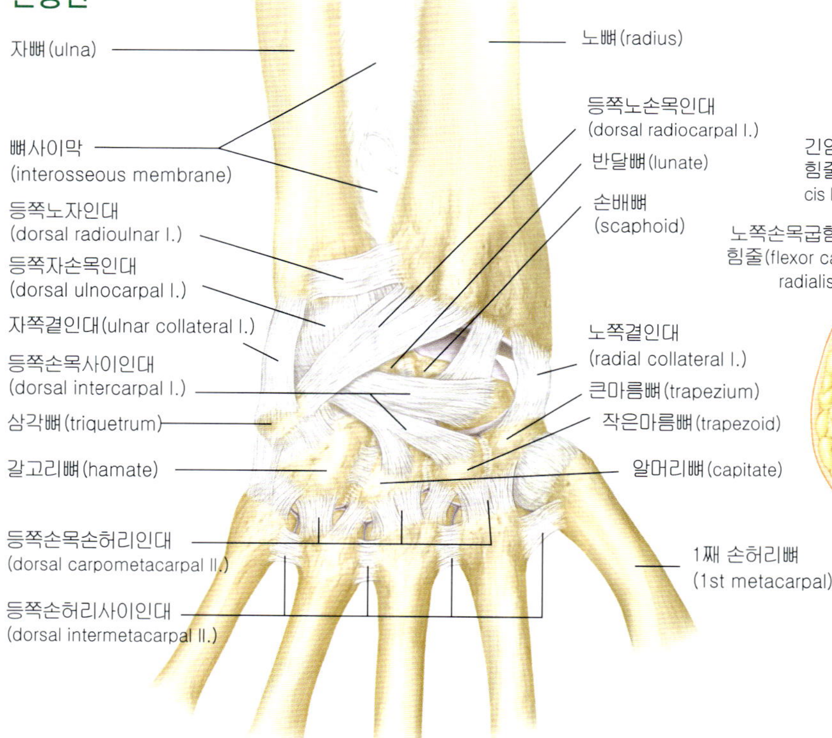

가로면

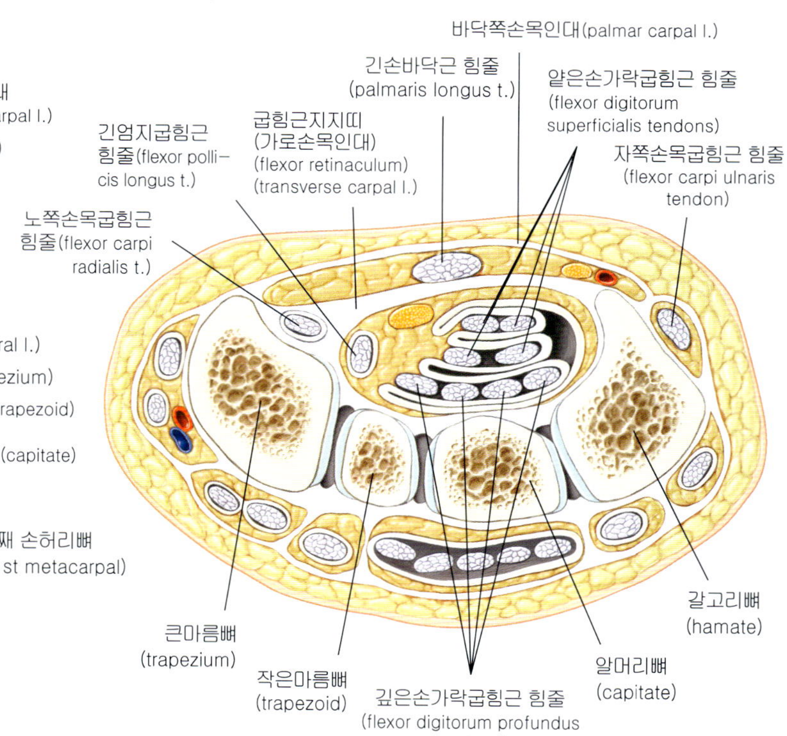

손목 손상(성인)

손목골절

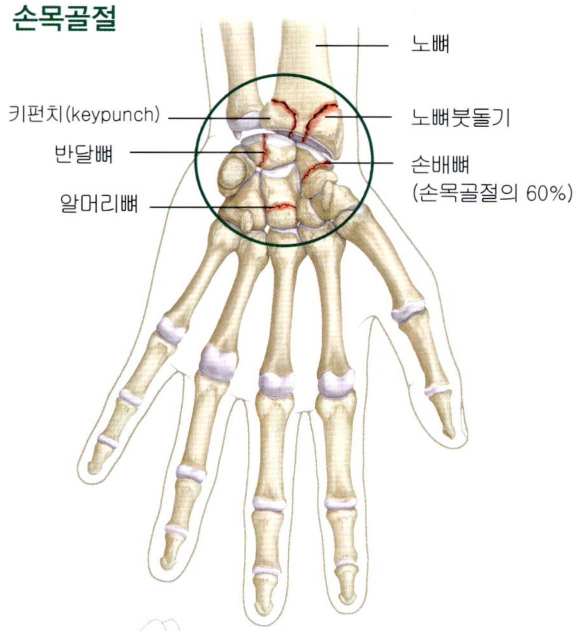

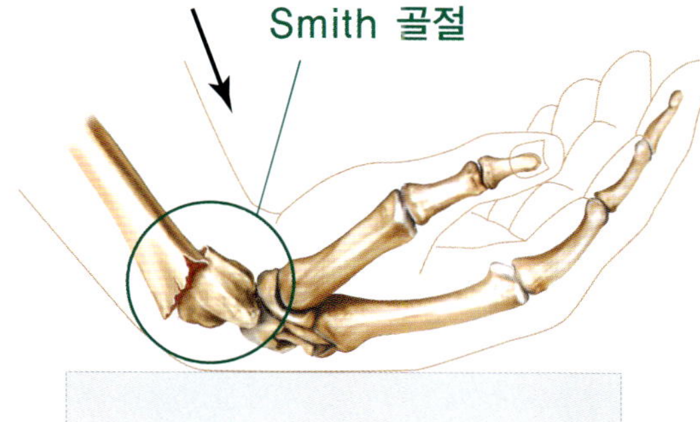

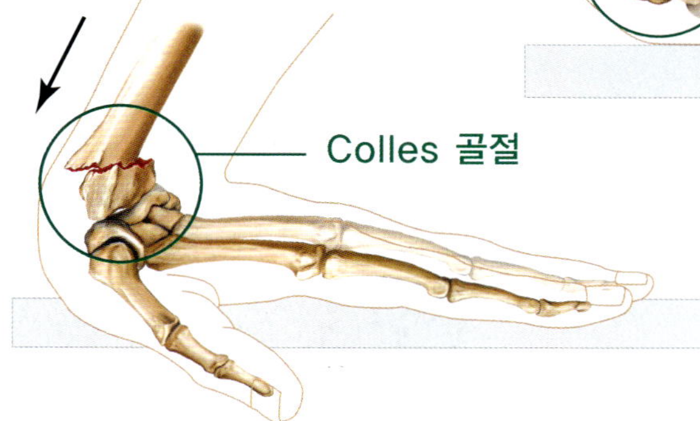

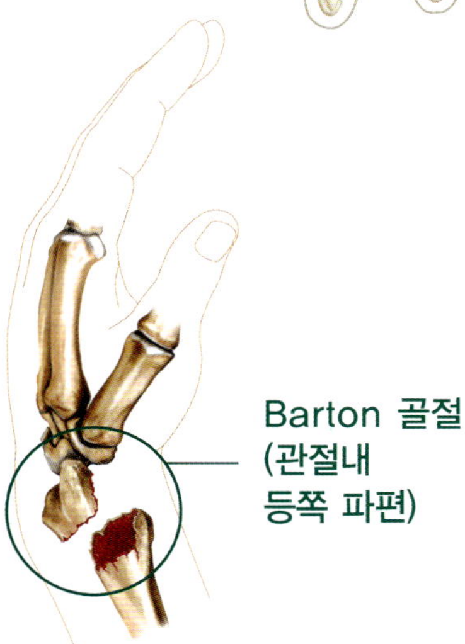

손목굴증후군
손목 가로면

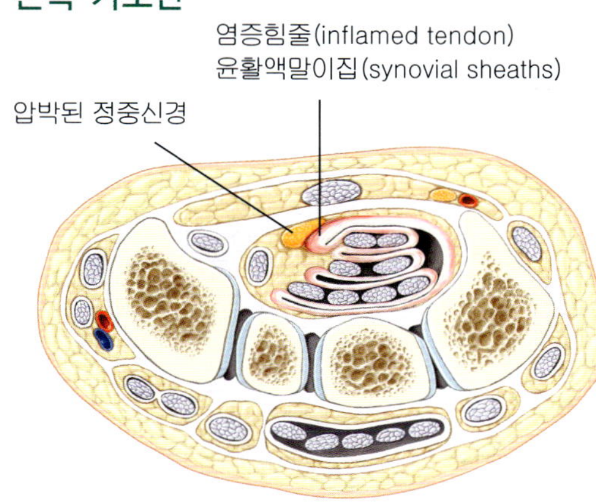

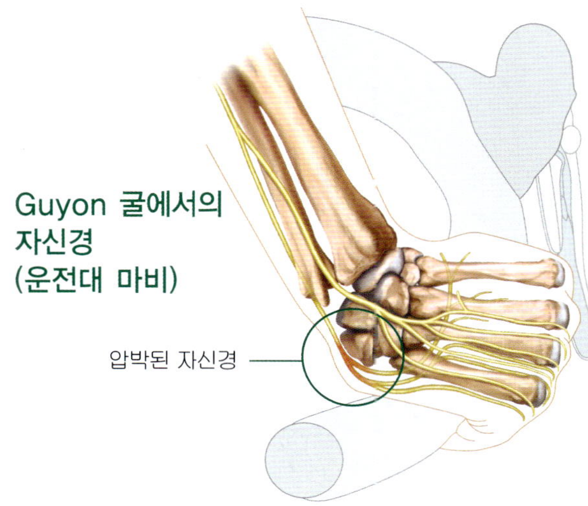

움직임(Movements)

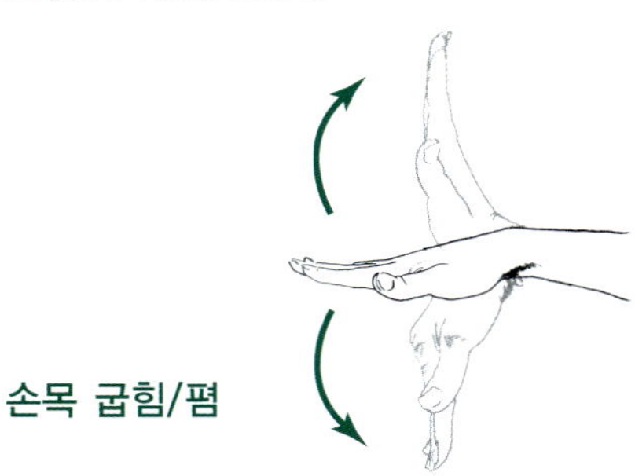

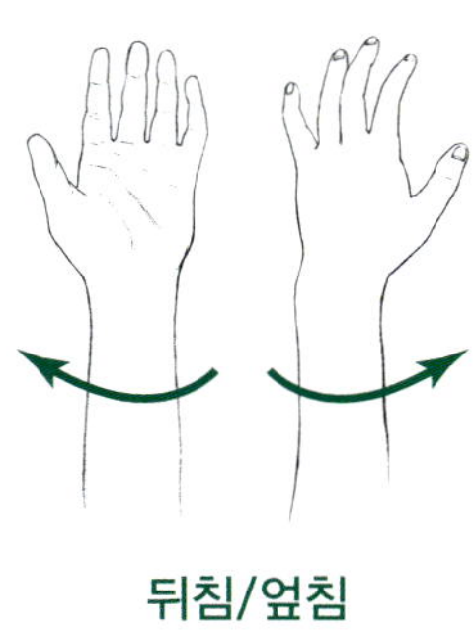

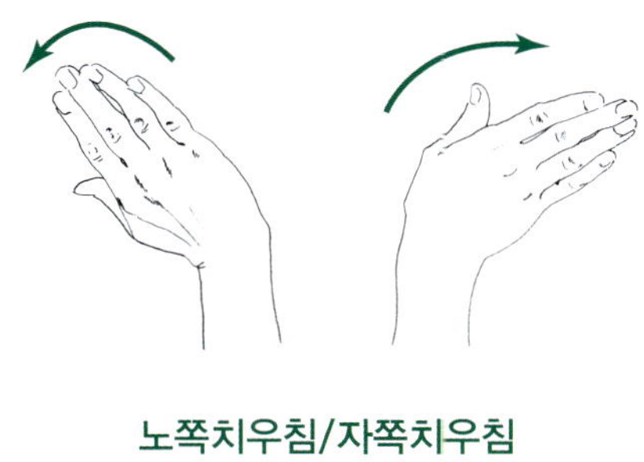

손상 기전(Mechanism of Injury)

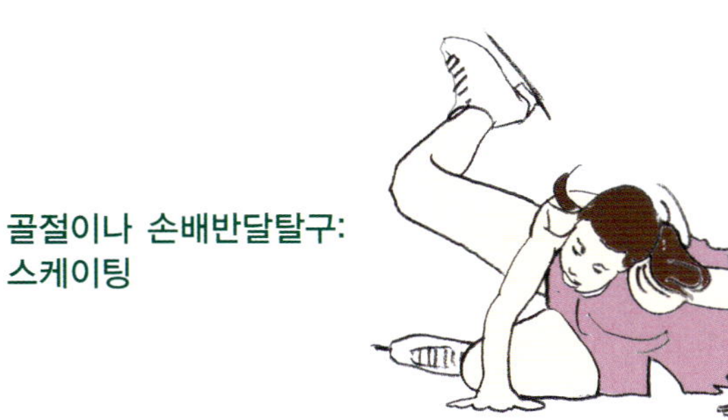

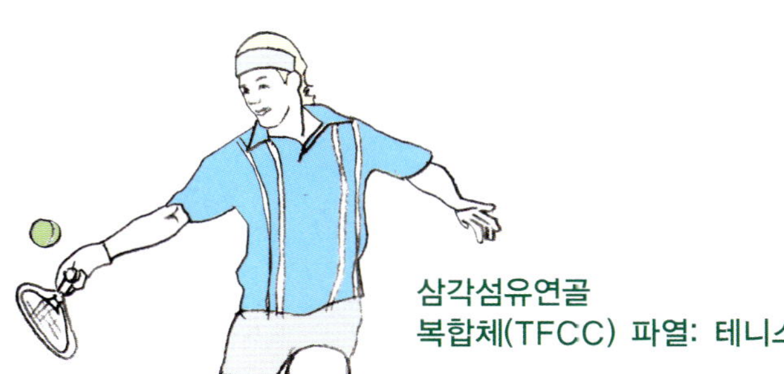

해부학 – 성장판과 뼈되기 지점

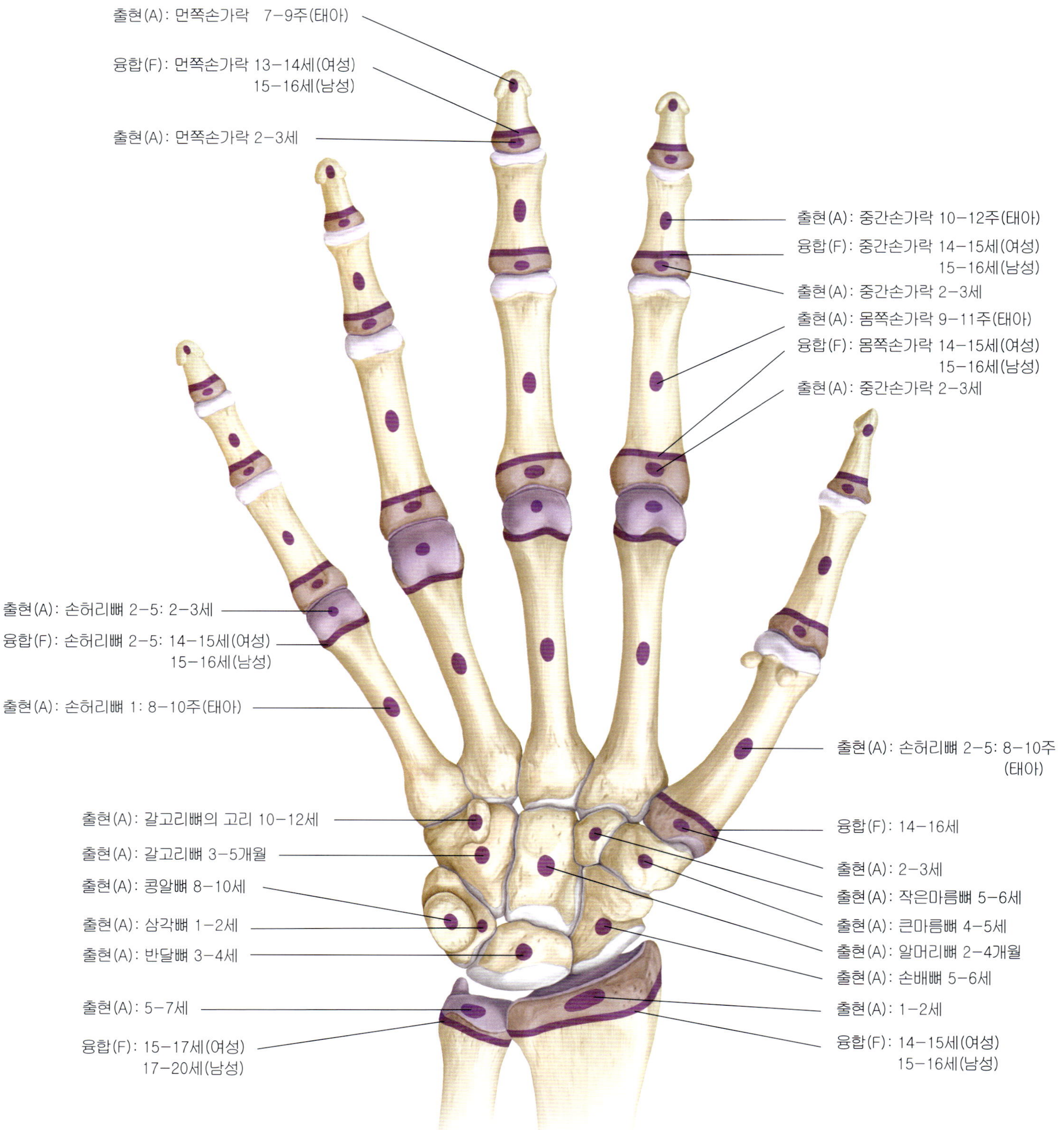

Key:
A – Appears
F – Fuses

삼각섬유연골복합체(TFCC) 파열

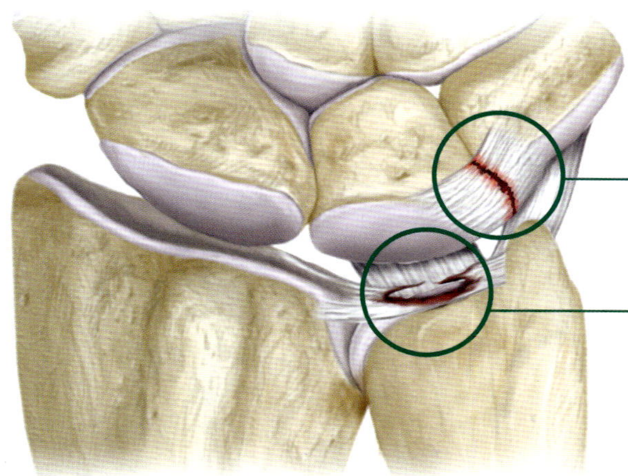

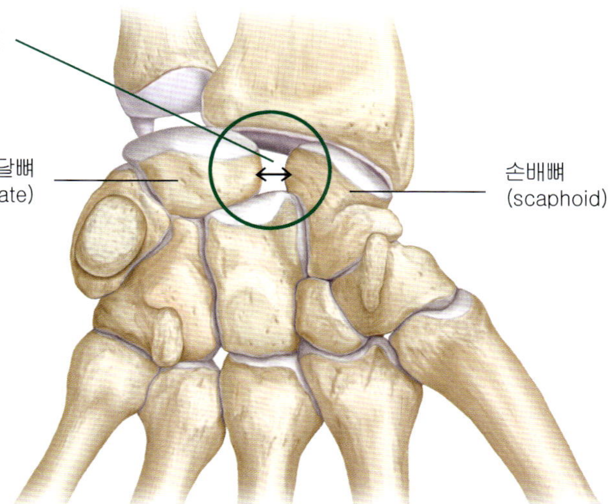

움직임(Movements)

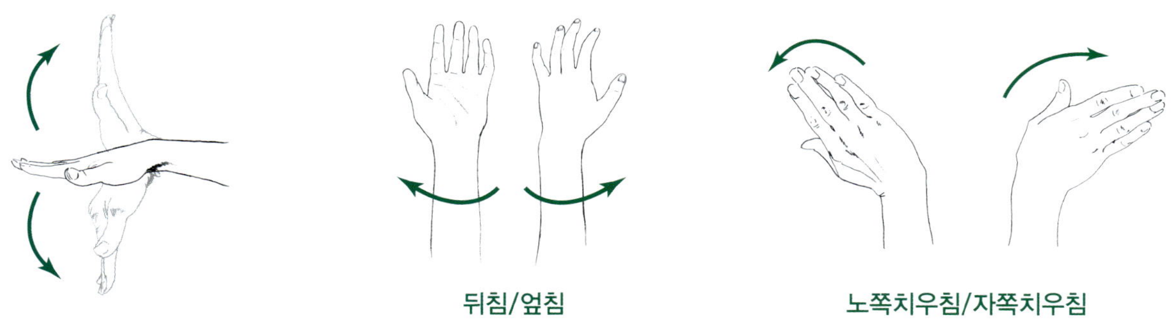

손상 기전(Mechanism of Injury)

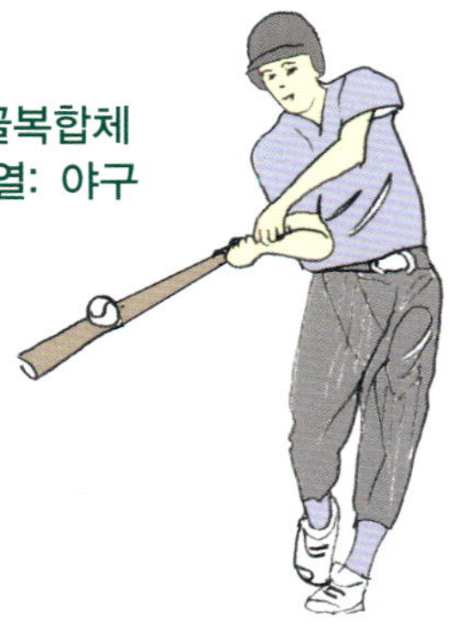

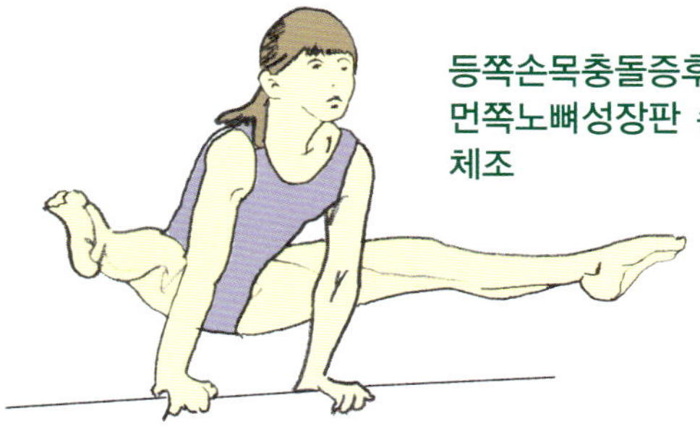

손목과 손 —— 해부학

앞면

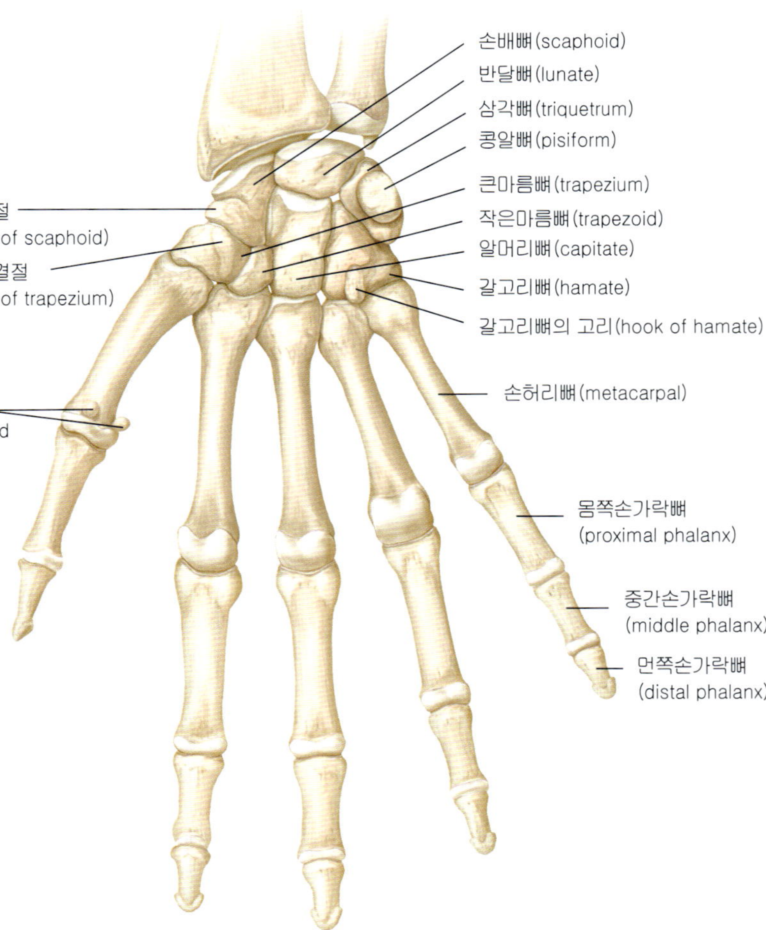

가쪽면

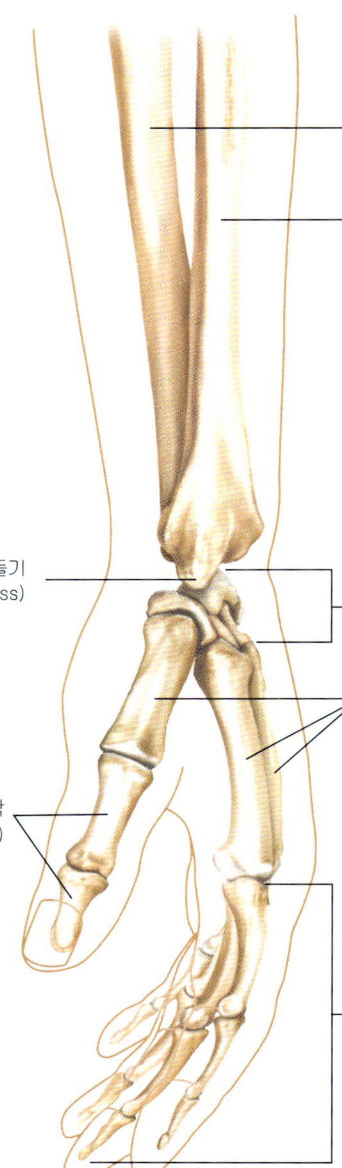

등쪽면

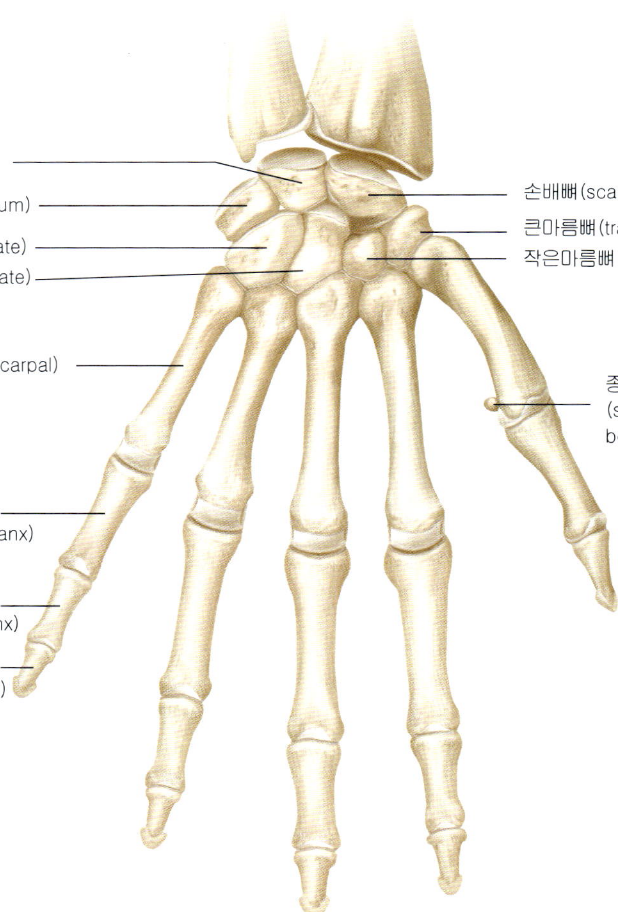

엄지와 손가락 손상 —— 손목과 손

망치 손가락
(Mallet Finger)

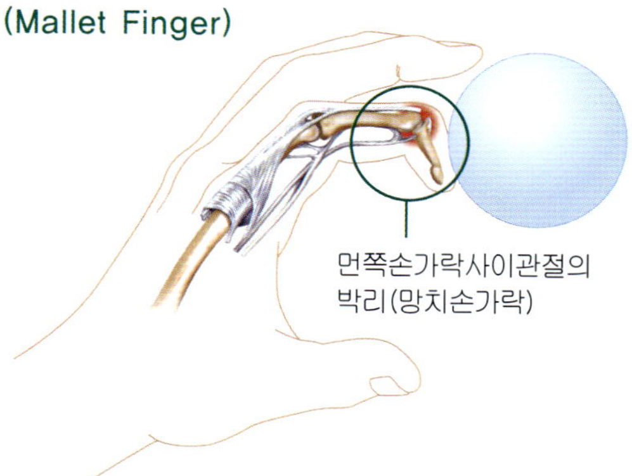

단추변형
(Boutonniere Deformity)

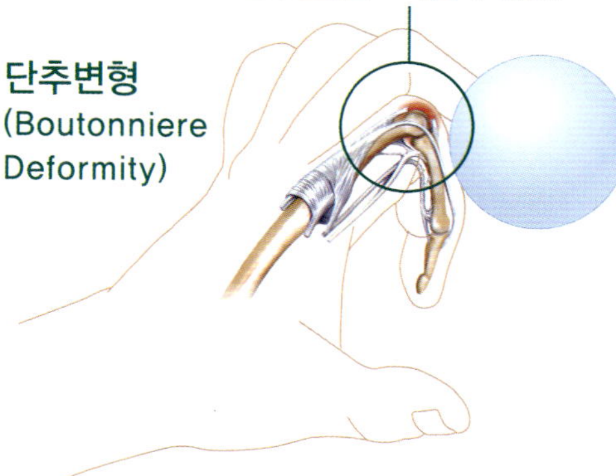

손허리손가락 등쪽 탈구

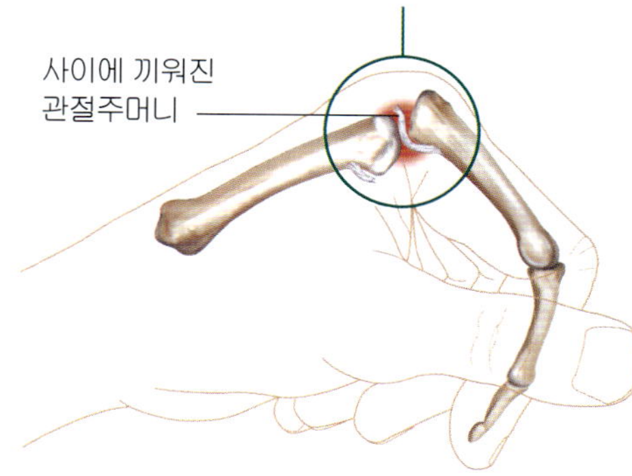

복서 골절
(Boxer's Fracture)

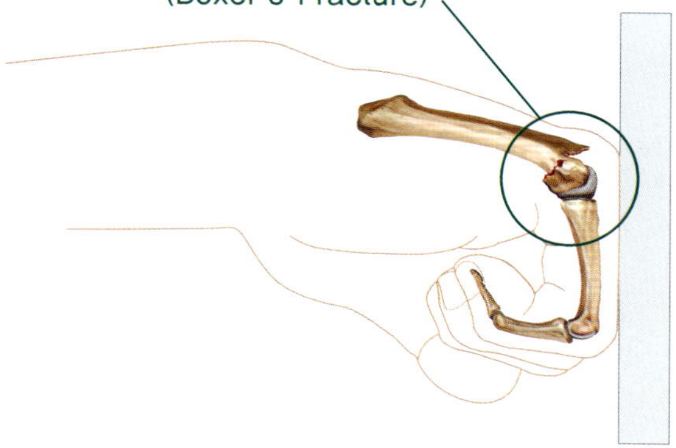

몸쪽 손가락사이관절 탈구

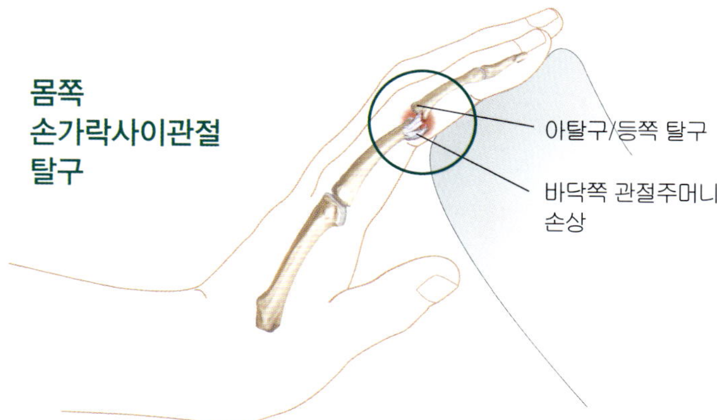

Bennett 골절

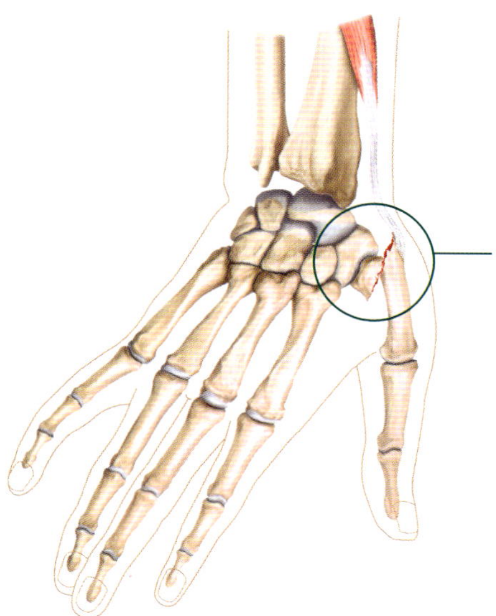

스키어 엄지
(Skier's Thumb)

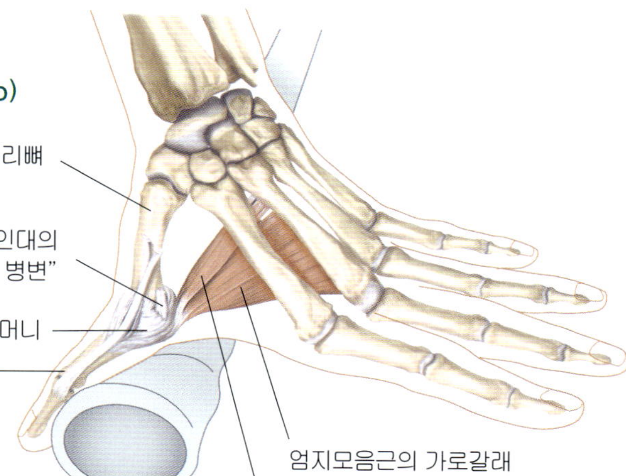

움직임(Movements)

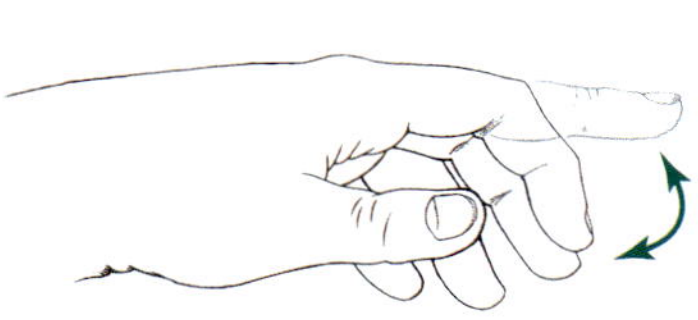
손가락 펌/굽힘

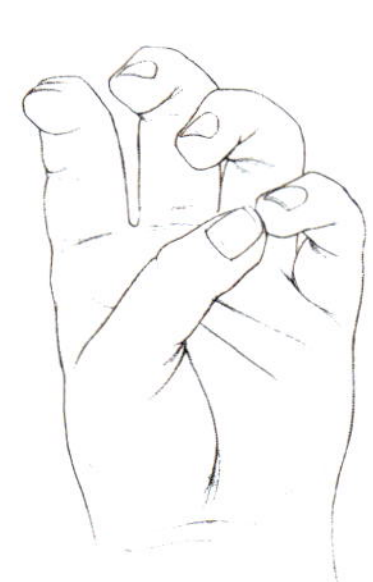
엄지 맞섬

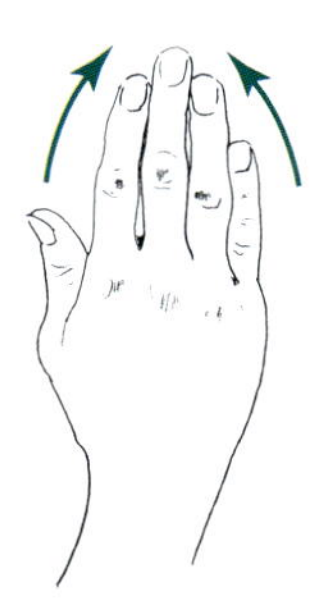
손가락 모음

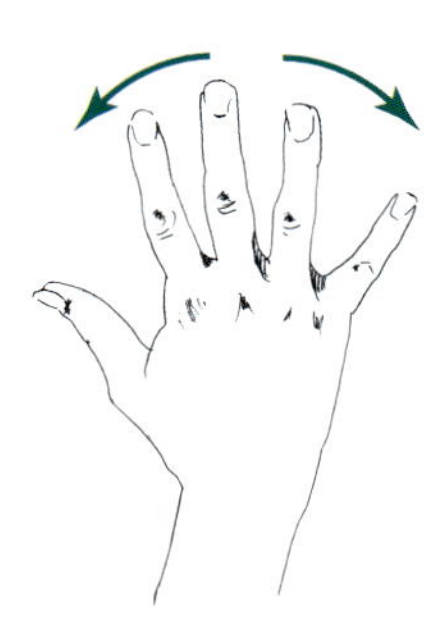
손가락 벌림

손목과 손 — 해부학

바닥쪽면

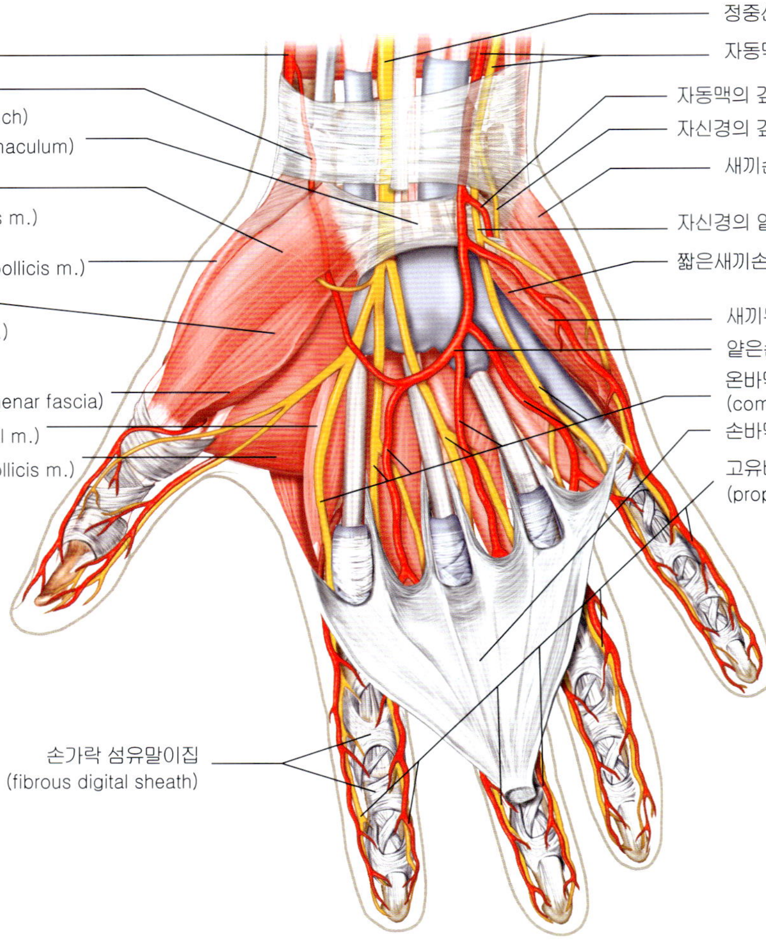

등쪽면

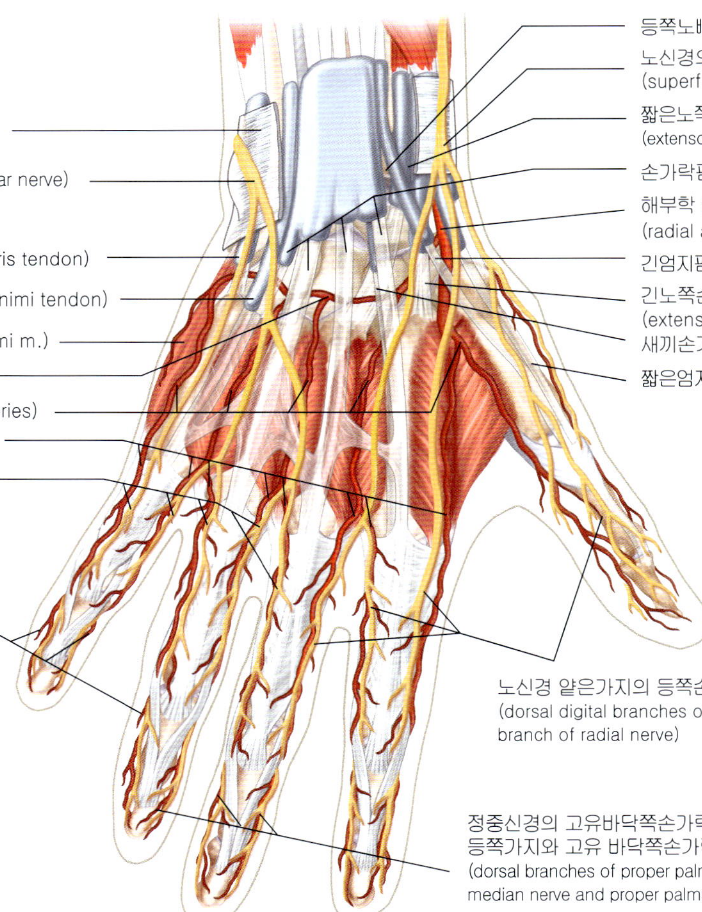

Key:
m. – muscle

류마티스관절염

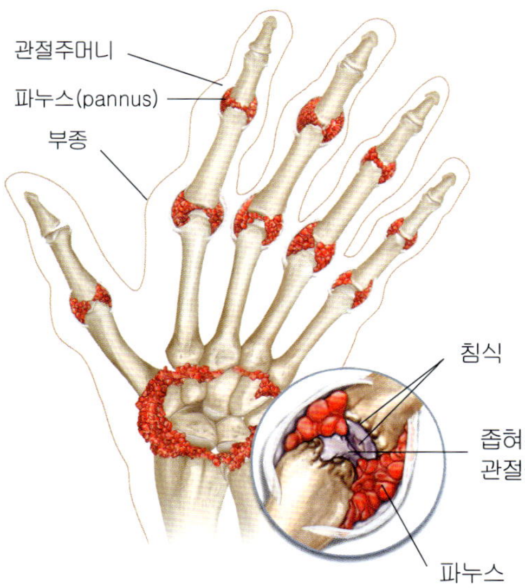

뼈관절염

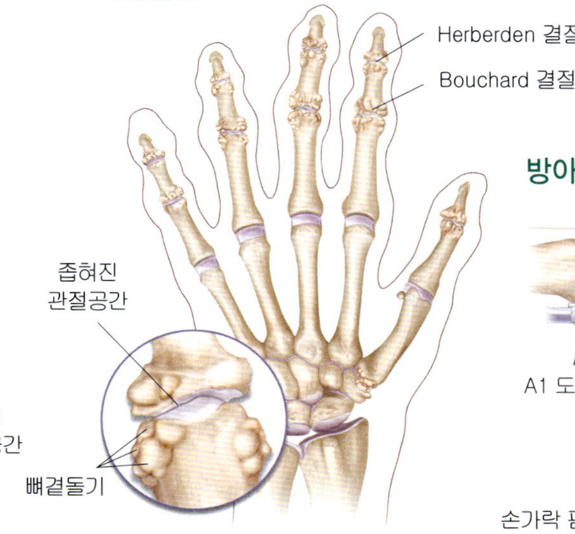

방아쇠손가락

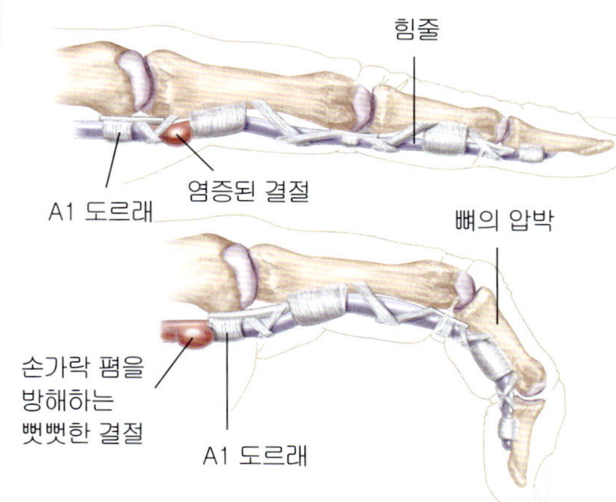

DeQuervain의 힘줄윤활염

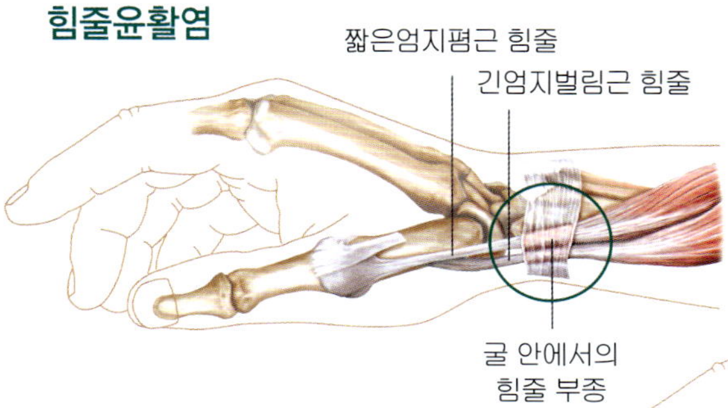

교차증후군

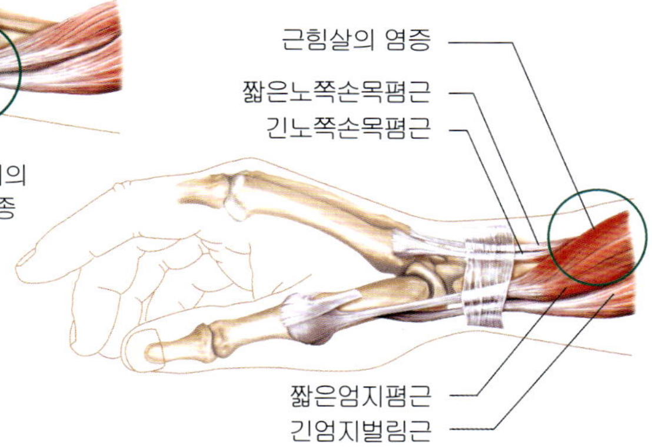

결절종(ganglion cyst)

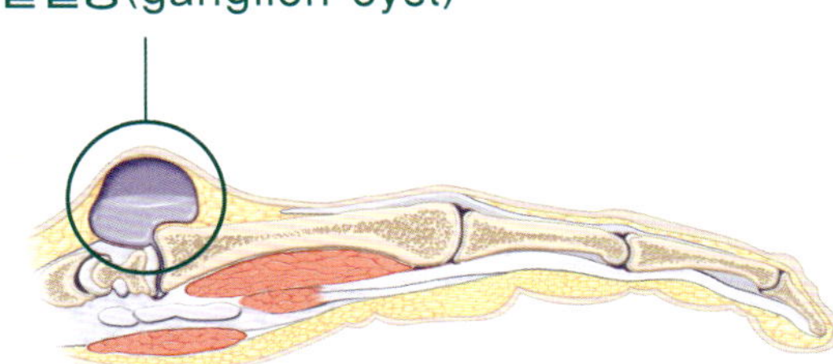

움직임(Movements)

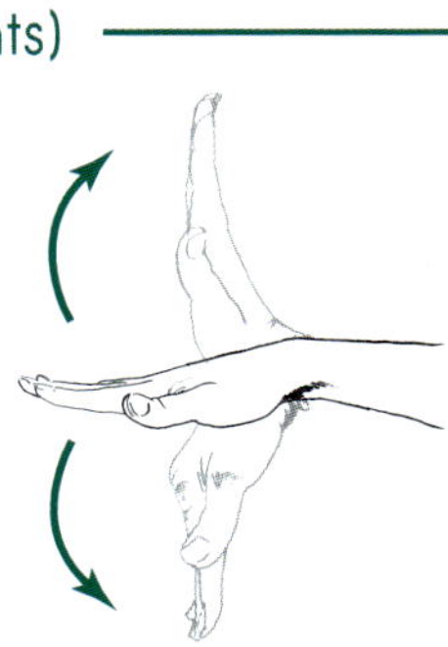

손목 굽힘/폄

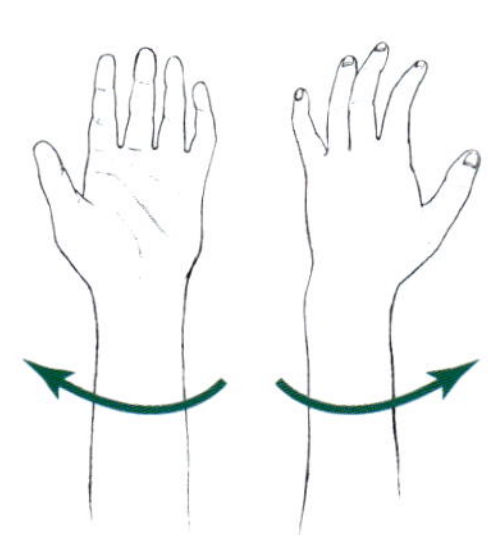

뒤침/엎침

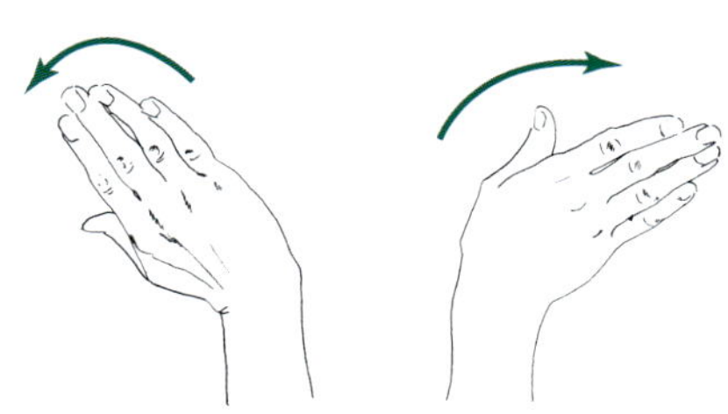

노쪽치우침/자쪽치우침

손상 기전(Mechanism of Injury)

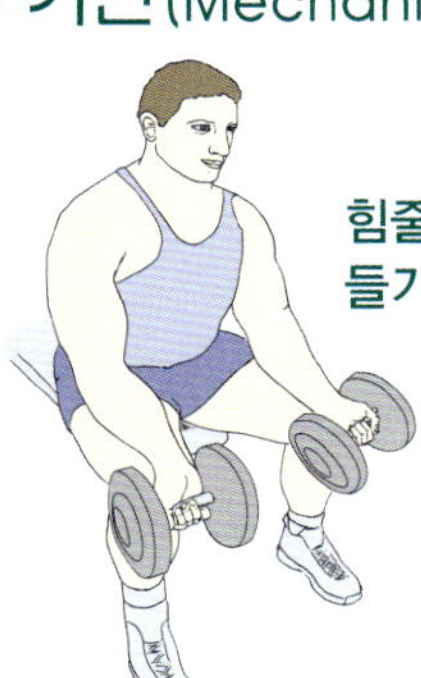

힘줄윤활염:
들기 운동

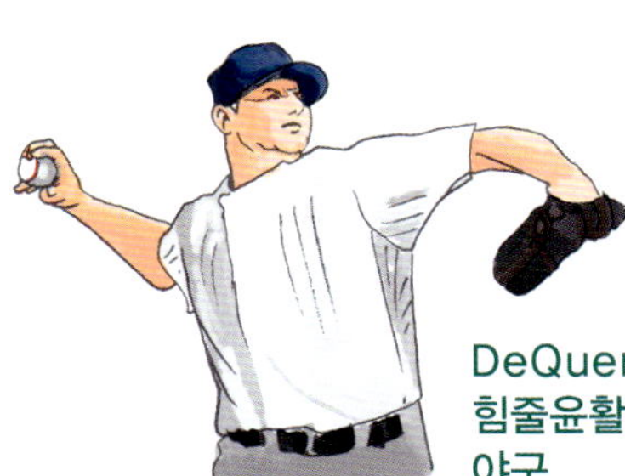

DeQuervain
힘줄윤활염/교차증후군:
야구

교차증후군: 조정

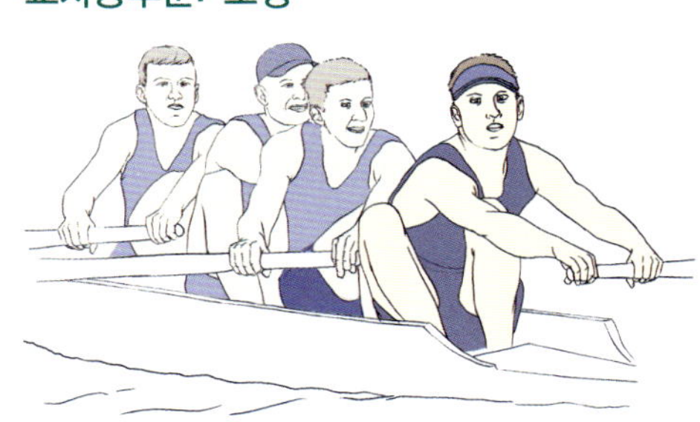

Thoracic, Lumbar and Sacral Spine

등뼈, 허리뼈 및 엉치뼈

토대 / The Foundation

근육뼈대계통의 핵심은 목뼈, 등뼈, 허리뼈 및 엉치뼈이다. 이들 중심 구조물은 힘 발생의 토대뿐만 아니라, 팔다리 뼈대의 앵커로서 작용한다. 체조, 골프, 풋볼 및 역도와 같은 반복적인 폄, 돌림 및 파워 들기를 요구하는 스포츠는 허리뼈의 스트레스 골절 위험을 증가시킨다. 척추의 비정상과 손상은 팔다리 뼈대의 손상과 관련될 수 있다.

제 5 장

척주의 가쪽면

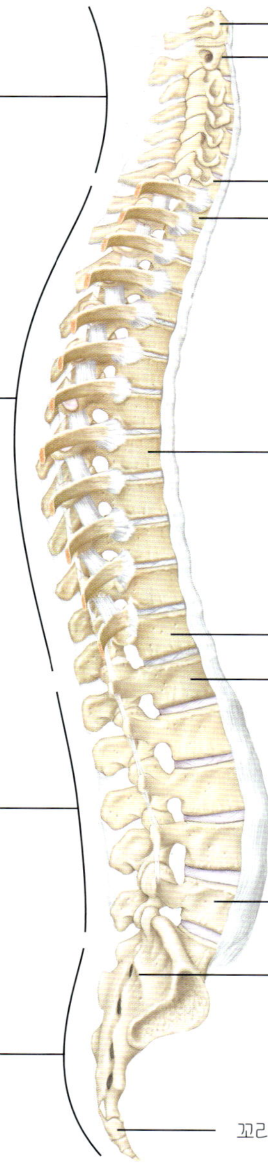

척추 가로면의 윗면

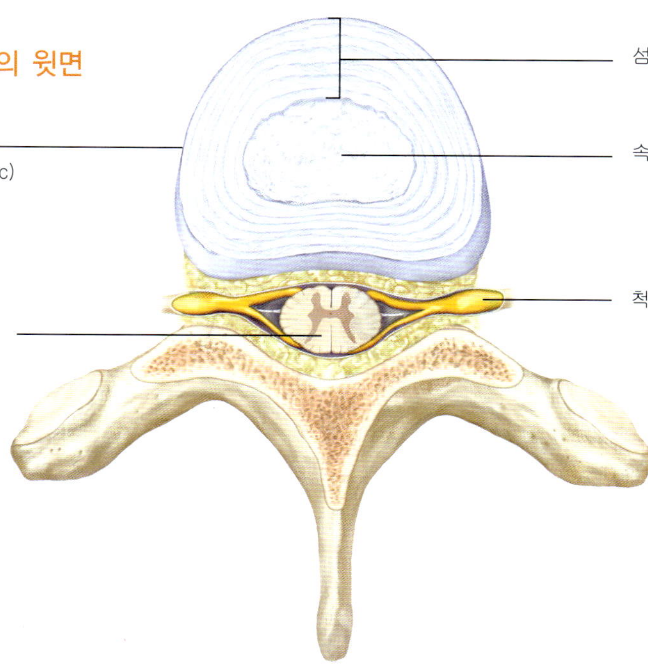

등뼈, 허리뼈 및 엉치뼈의 문제

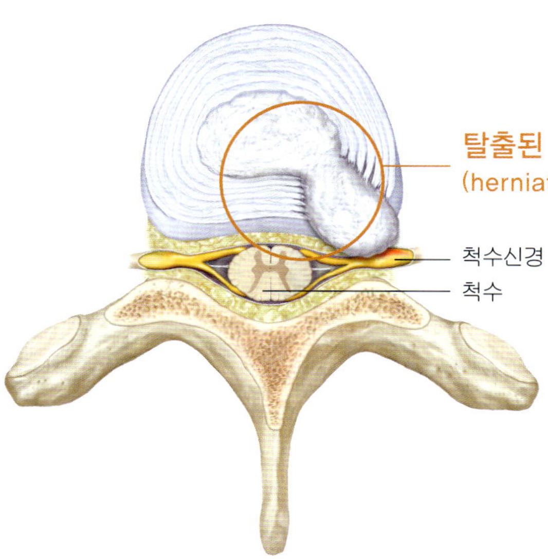

탈출된 원반 (herniated disc)

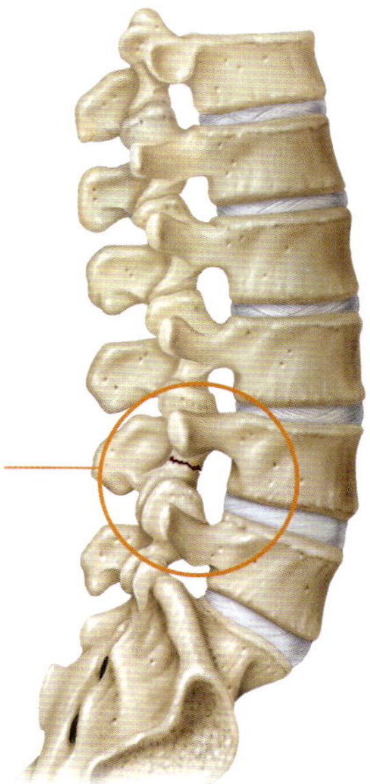

척추분리증 (spondylolysis)

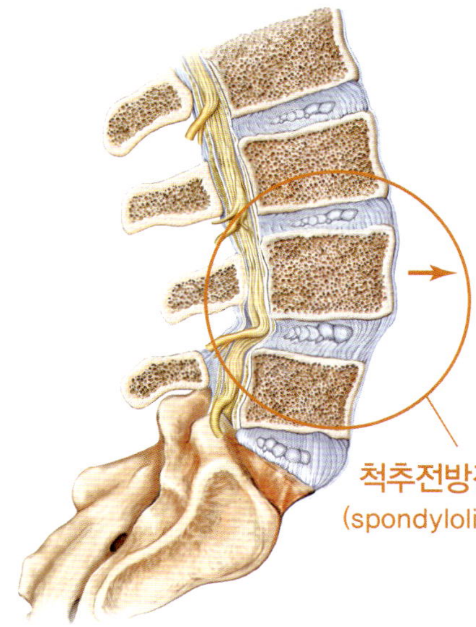

척추전방전위증 (spondylolisthesis)

과도한 뒤굽음 (hyperkyphosis)

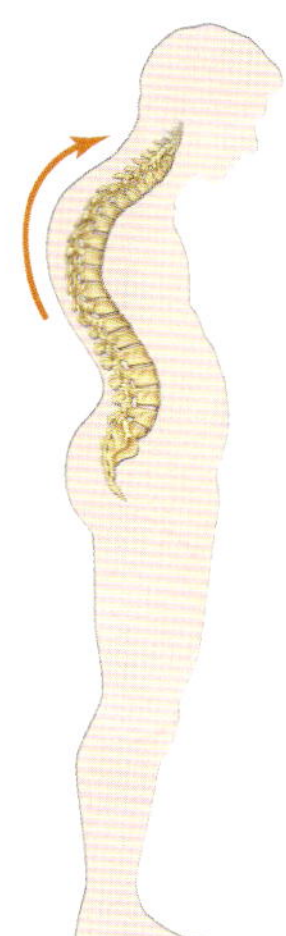

옆굽음 (scoliosis)

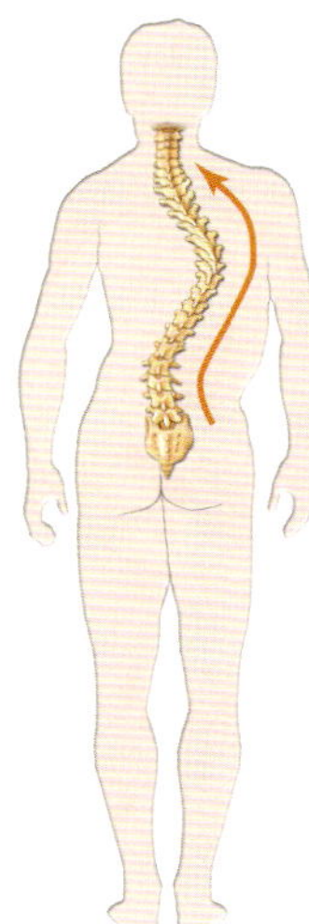

과도한 앞굽음 (hyperlordosis)

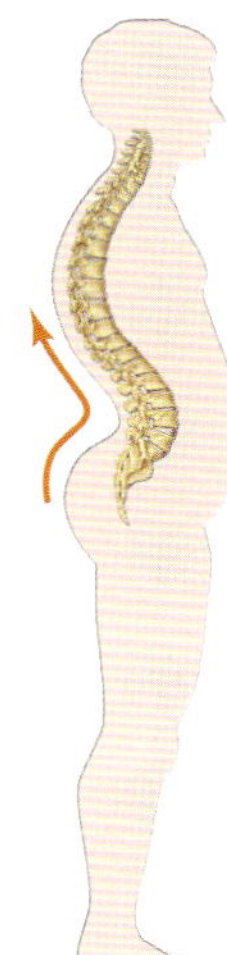

움직임(Movements)

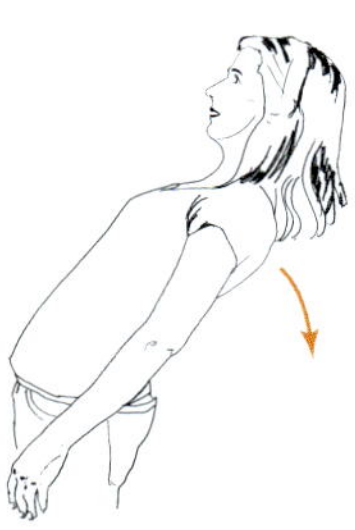

폄

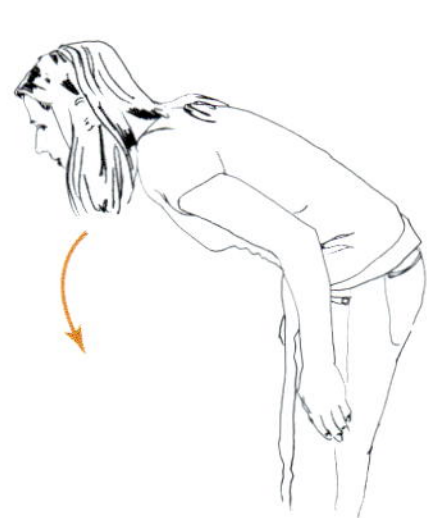

굽힘

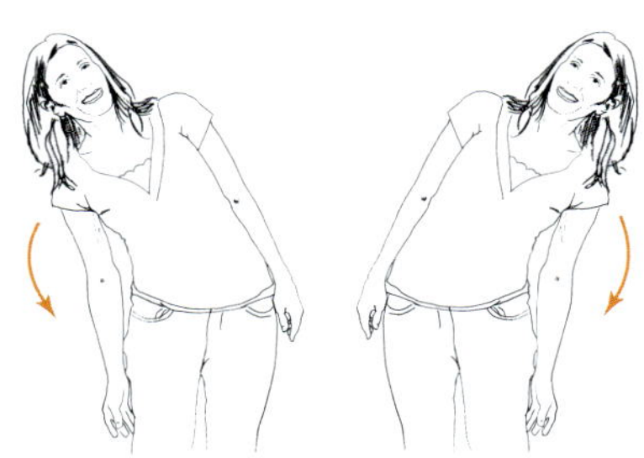

옆굽힘(왼쪽/오른쪽)

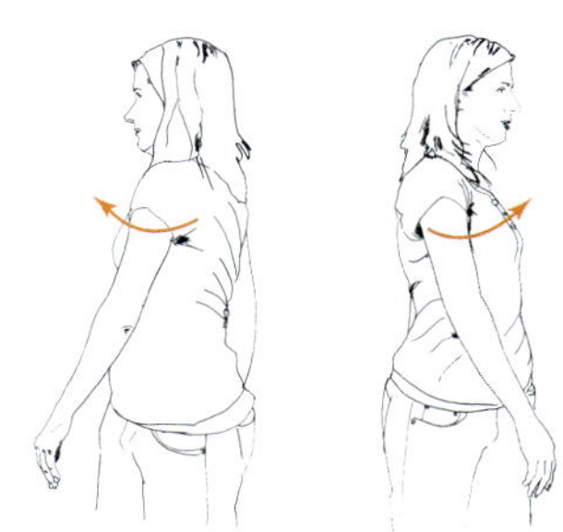

돌림(왼쪽/오른쪽)

손상 기전(Mechanism of Injury)

젖힘: 체조

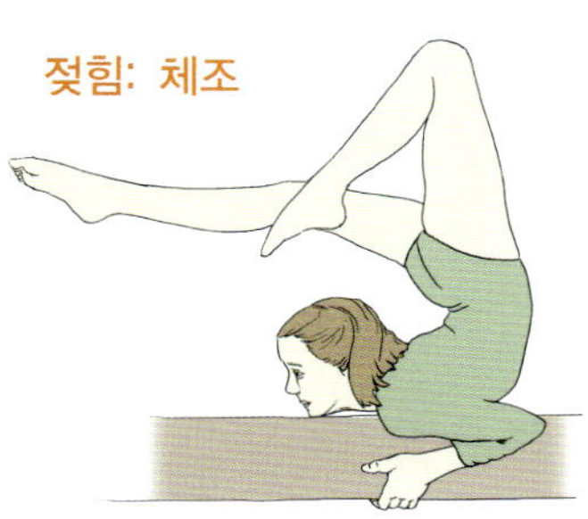

과도한 굽힘: 다이빙

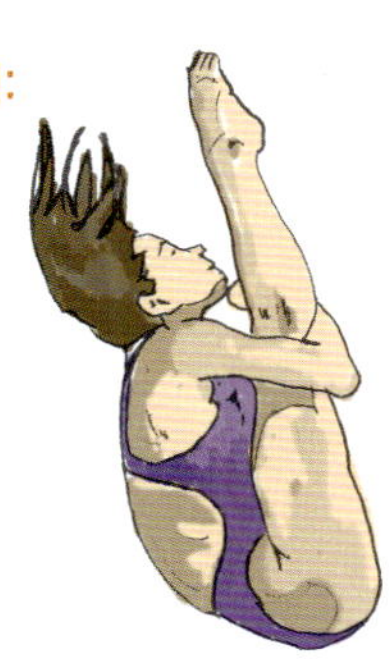

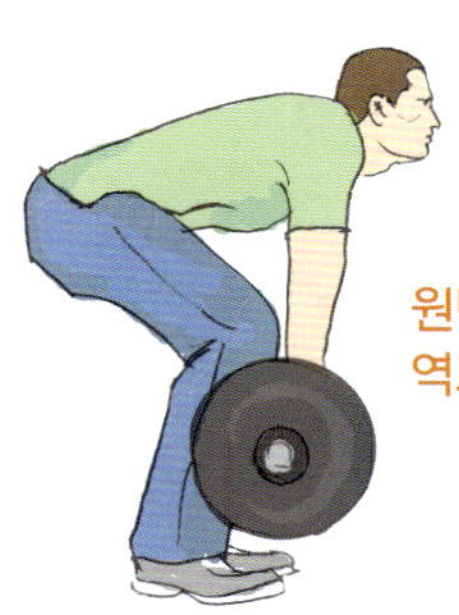

원반 압박: 역도

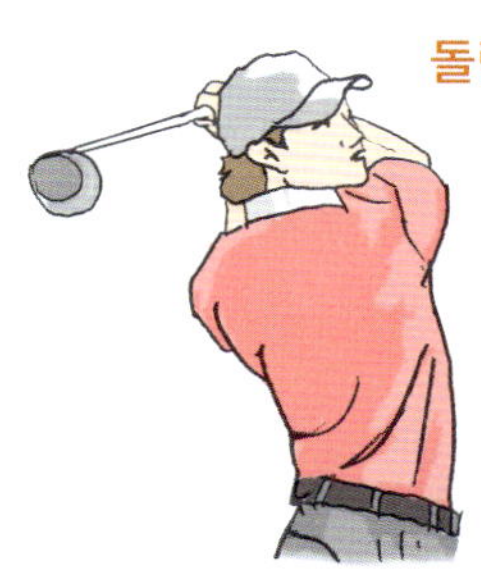

돌림: 골프

골반, 엉덩관절 및 허벅지

Pelvis, Hip and Thigh

운동의 기반 / The Basis for Motion

골반과 엉덩관절은 운동과 보행, 그리고 몸통과 다리사이의 힘 전달을 위한 기반을 제공한다. 달리기 선수와 사이클 선수, 축구선수와 같이 엉덩관절의 유연성을 필요로 하는 스포츠 선수 그리고 체조와 같이, 큰 가동범위를 요구하는 스포츠 선수들은 엉덩관절의 골절와 탈구 혹은 인대 찢어짐과 같은 연부조직 손상의 위험 증가를 가진다.

제 6 장

골반의 앞면

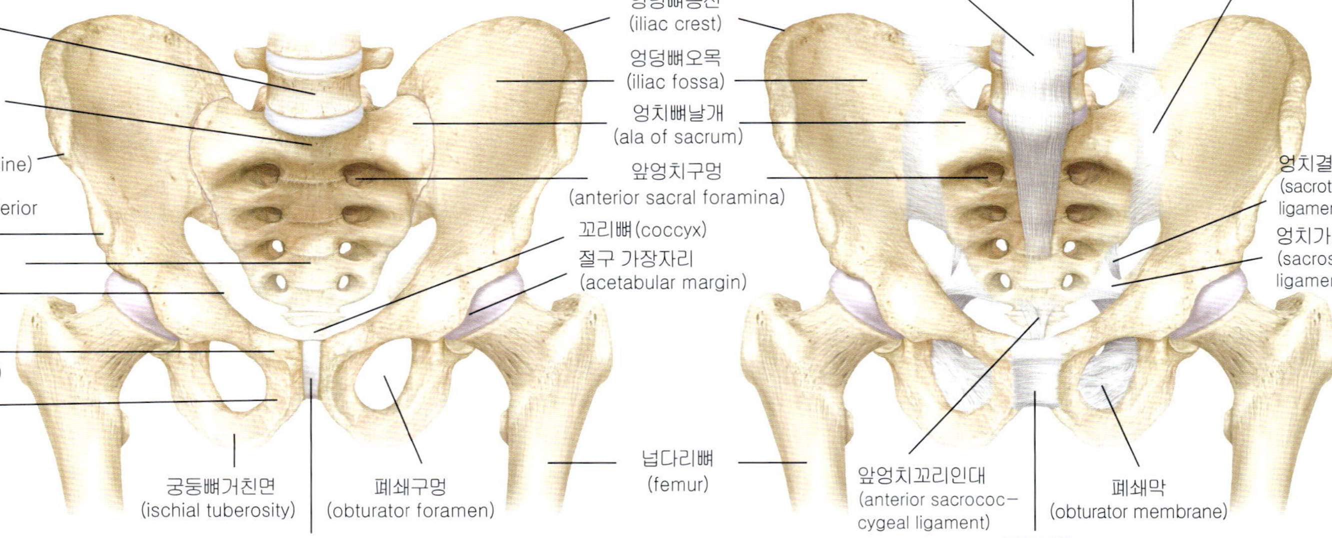

Key:
A – Appears
F – Fuses
m. – muscle

근육과 신경

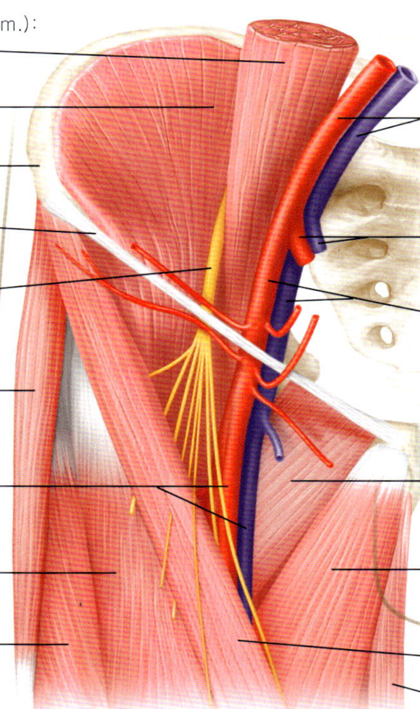

뼈되기 지점

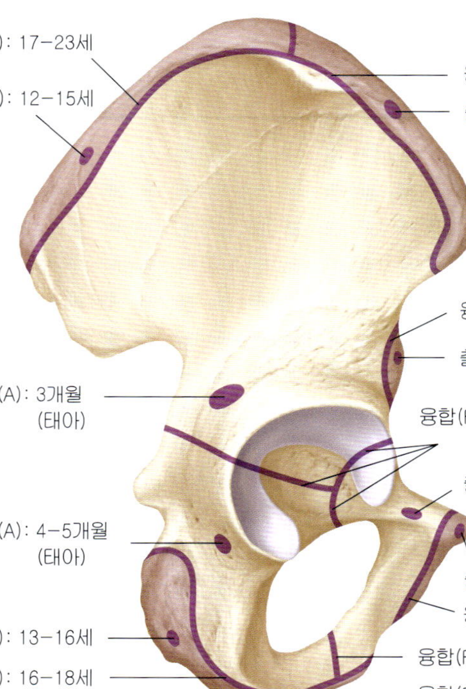

골반과 절구의 손상(아동과 성인)

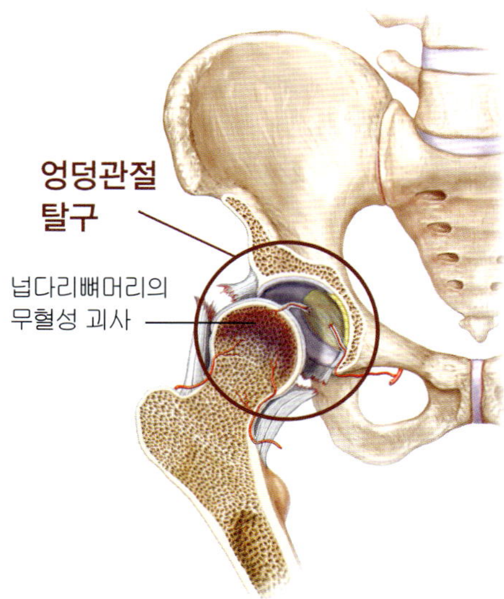

절구 골절

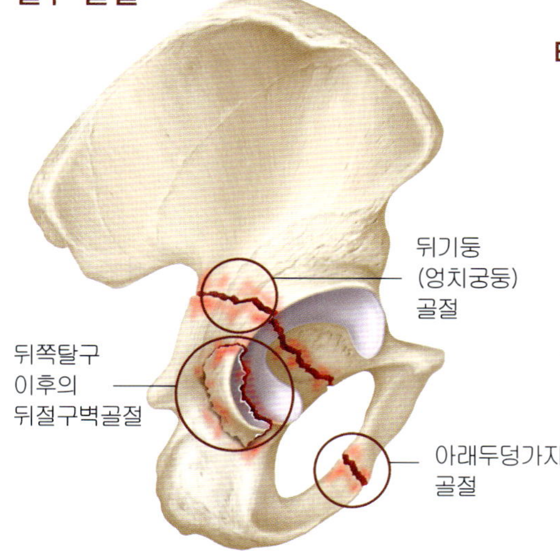

테두리손상과 찢어짐

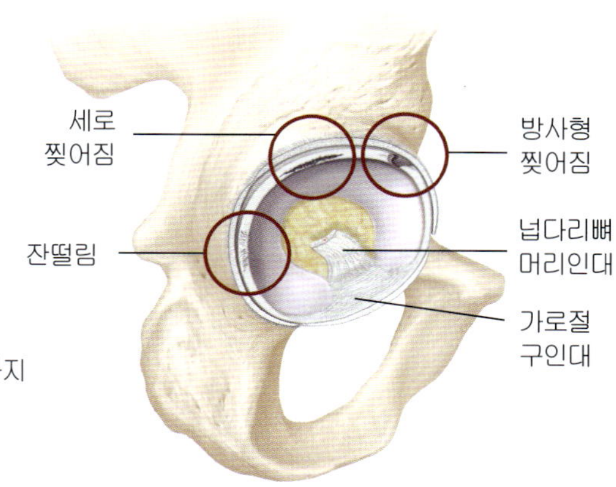

박리골절
손상

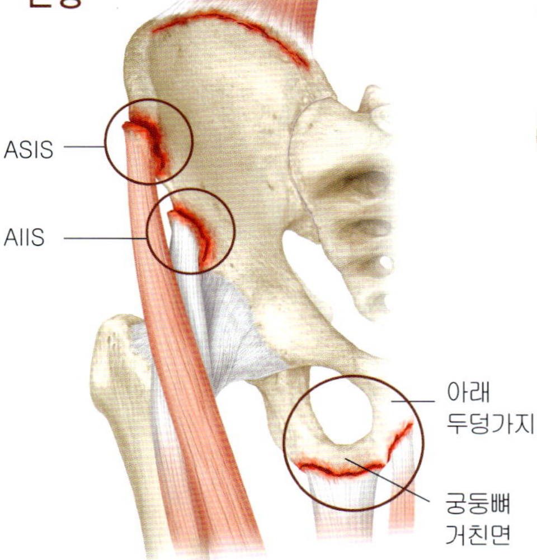

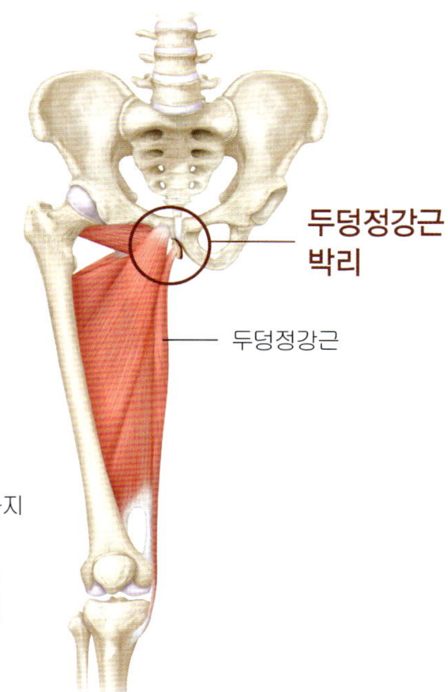

힙포인터(타박상)

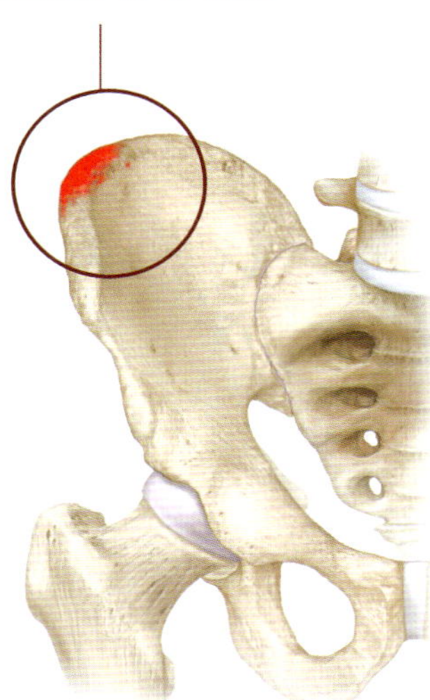

엉덩뼈능선
견인골단염
(아동)

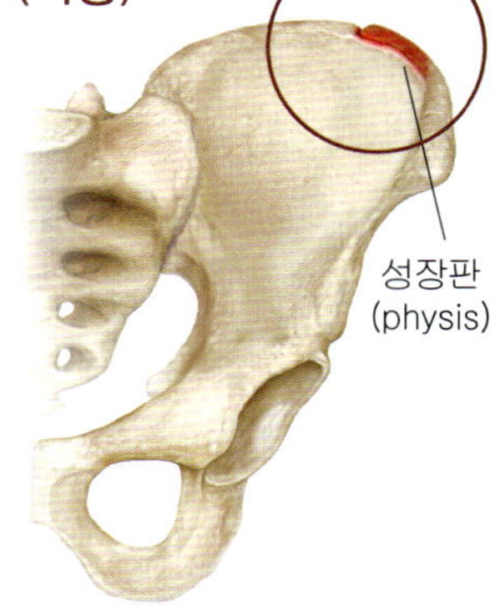

움직임(Movements)

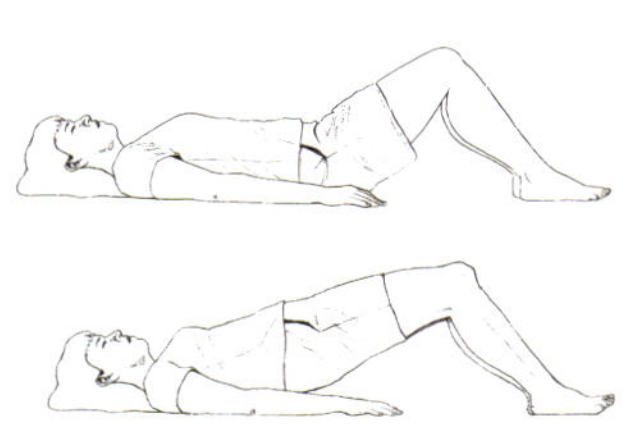

골반 경사

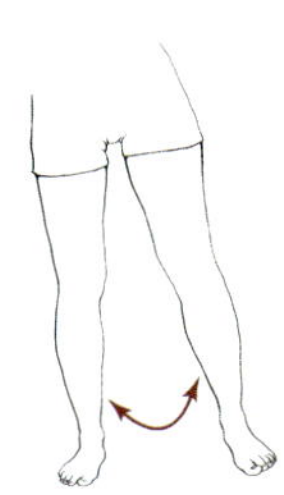

벌림/모음

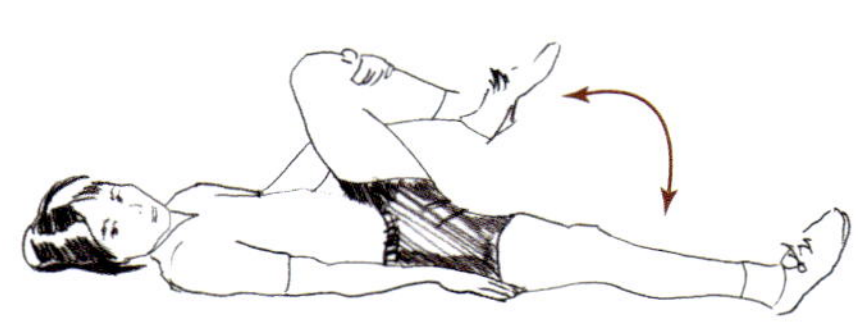

굽힘/폄

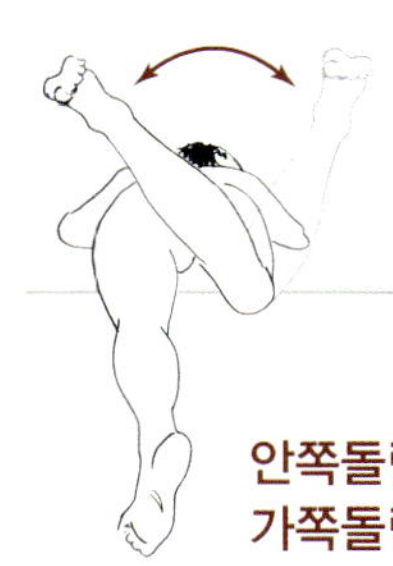

안쪽돌림/
가쪽돌림

손상 기전(Mechanism of Injury)

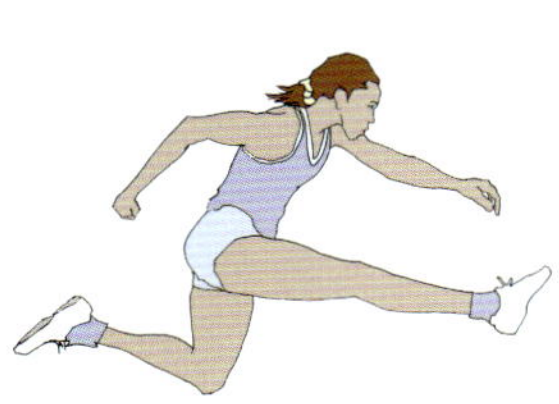

ASIS 박리: 허들선수

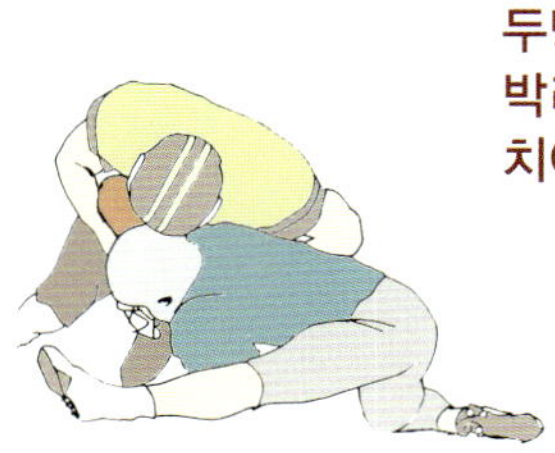

궁둥뼈거친면 박리: 풋볼

두덩정강근
박리:
치어리더

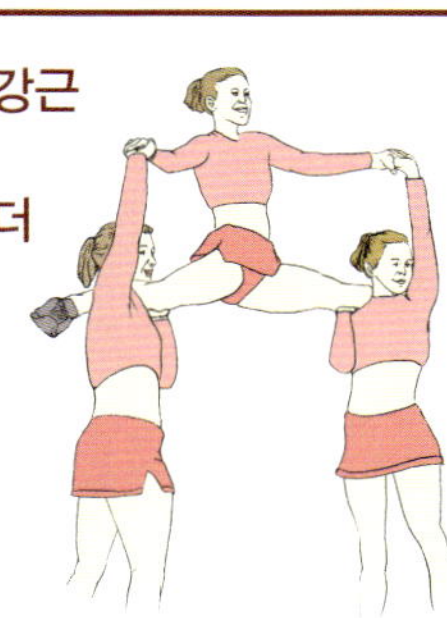

힙포인터:
럭비

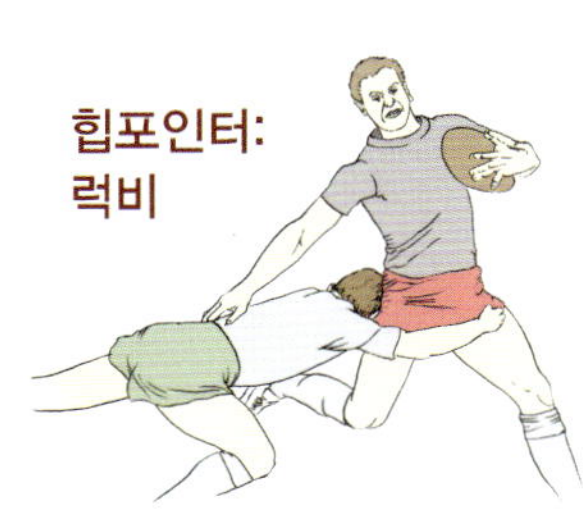

엉덩뼈능선 견인골단염:
레슬링

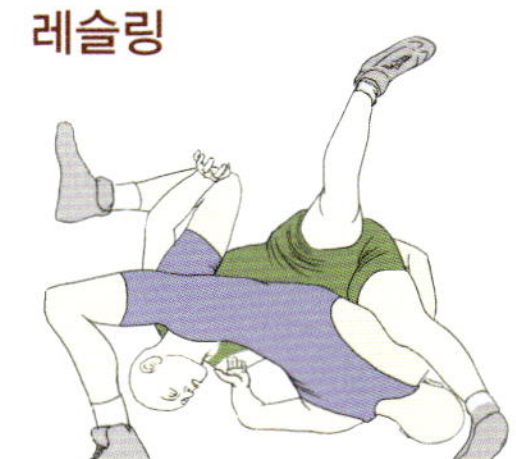

골반과 앞쪽 허벅지의 앞면 근육과 신경

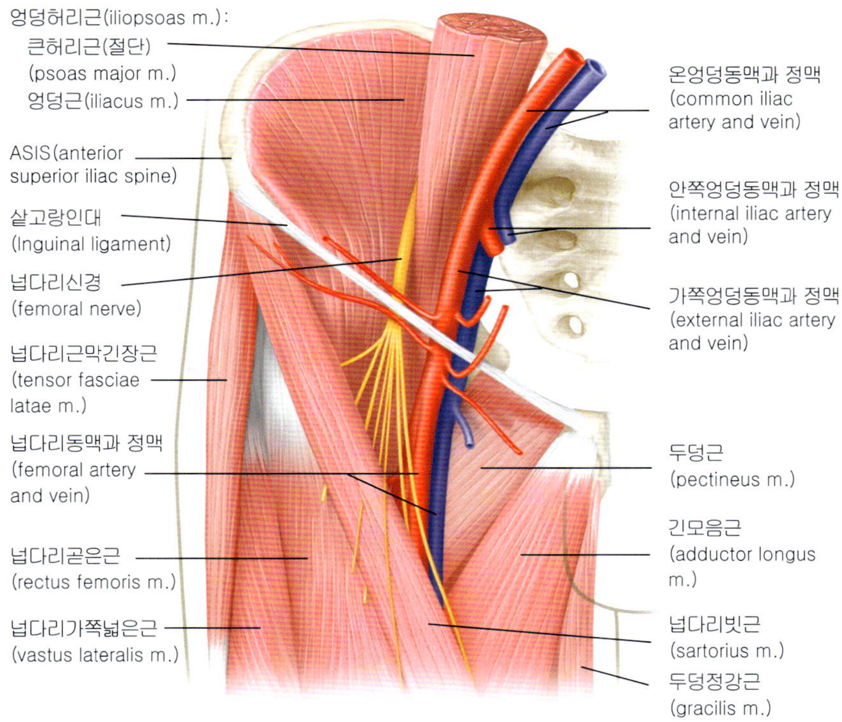

넙다리뼈 먼쪽끝의 뼈되기 지점(아동)

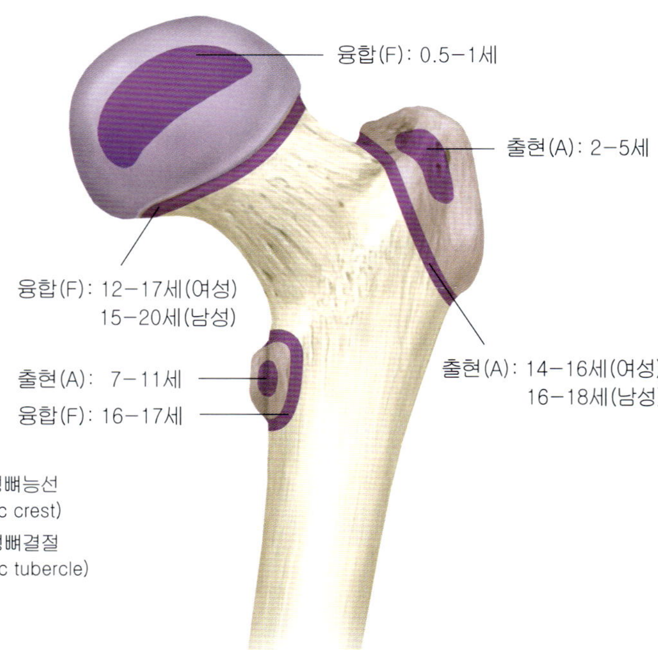

골반의 가쪽면

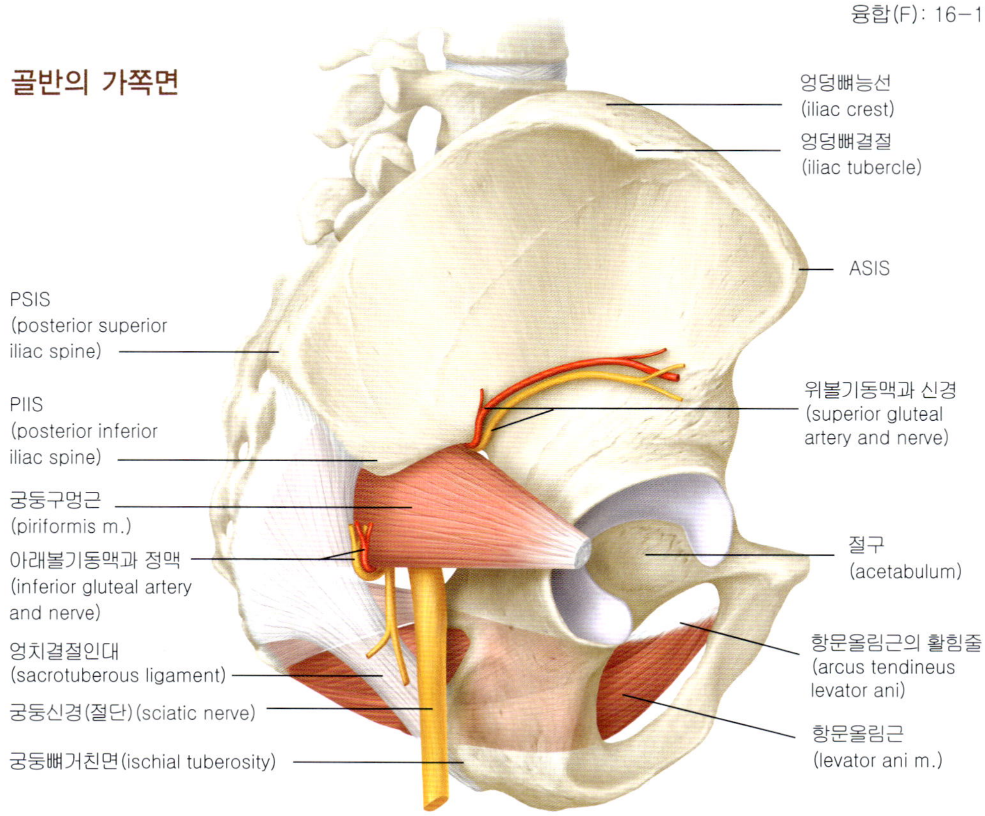

Key:
A – Appears
F – Fuses
m. – muscle

몸쪽넙다리뼈의 손상(아동과 성인)

넙다리뼈머리끝 분리(SCFE)

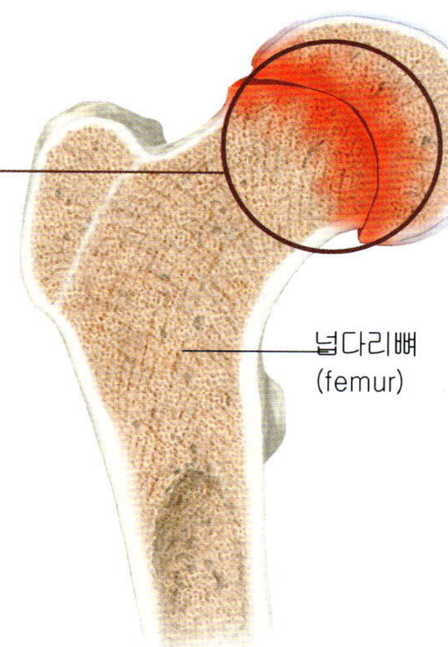

Legg-Calve Perthes

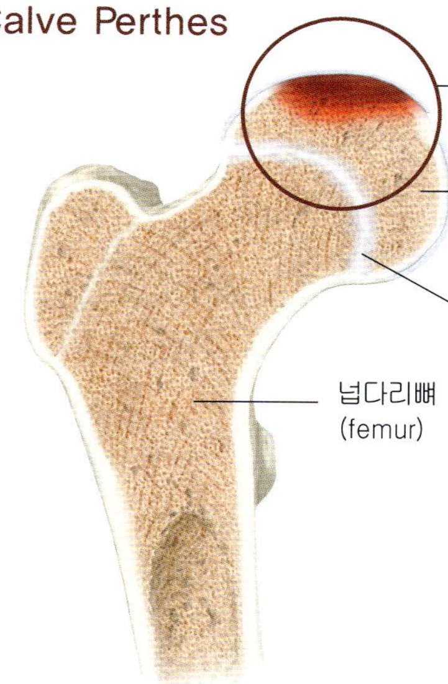

연골밑괴사 (subchondral necrosis)

몸쪽넙다리뼈끝분리 (proximal femoral epiphysis)

성장판(growth plate)

돌기사이골절

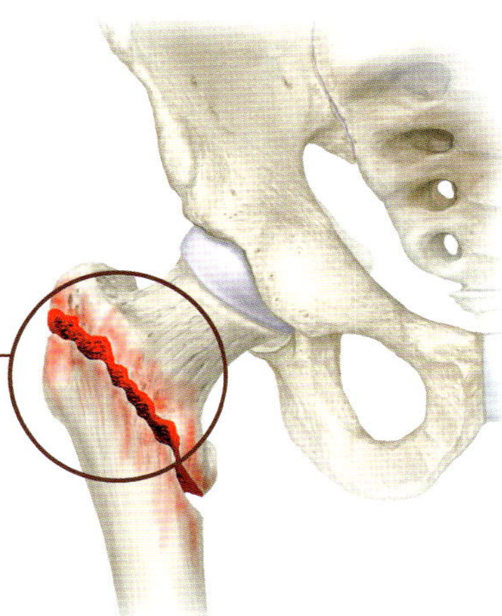

넙다리뼈목 스트레스 골절

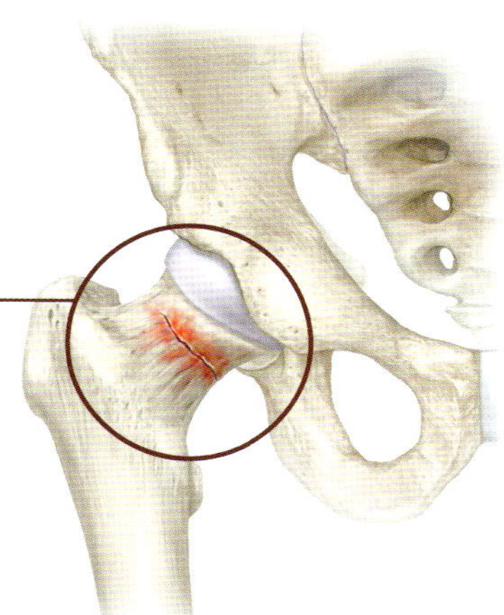

움직임(Movements)

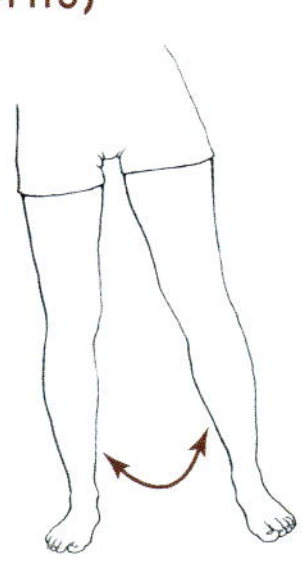

벌림/모음

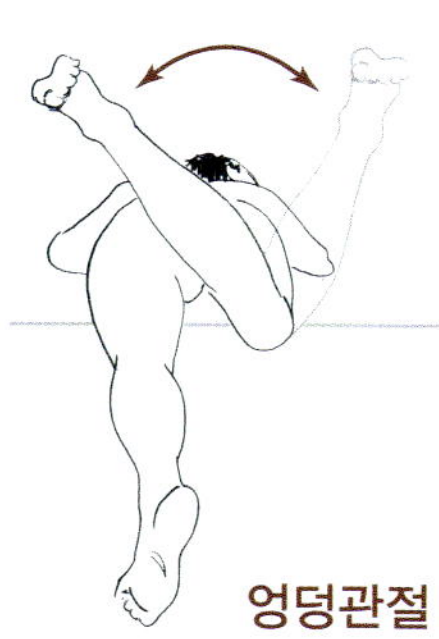

엉덩관절 돌림

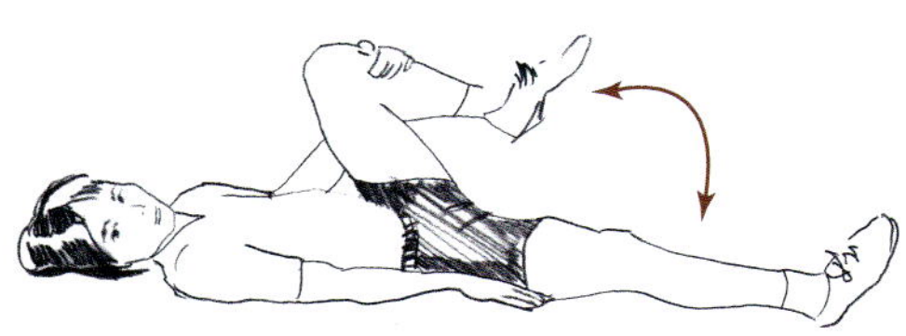

굽힘/폄

손상 기전(Mechanism of Injury)

넙다리뼈머리 스트레스골절: 크로스컨트리 달리기

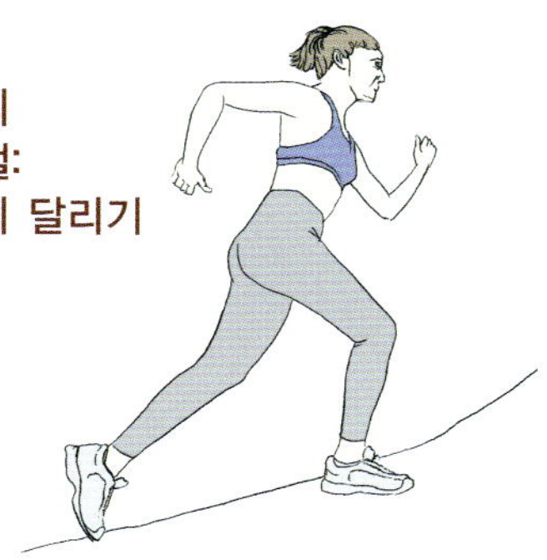

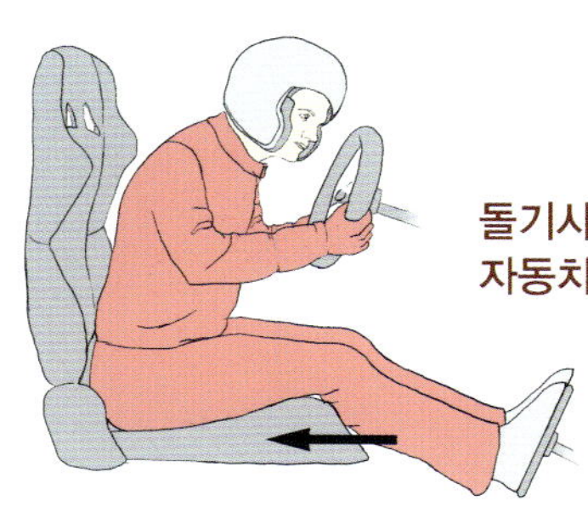

돌기사이골절: 자동차 레이싱

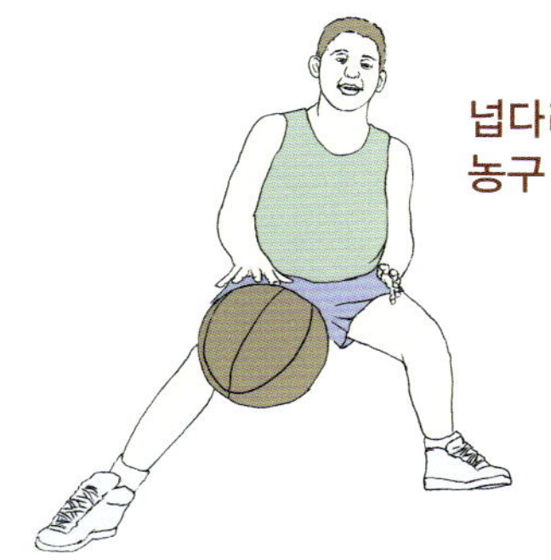

넙다리뼈머리끝분리: 농구

앞면

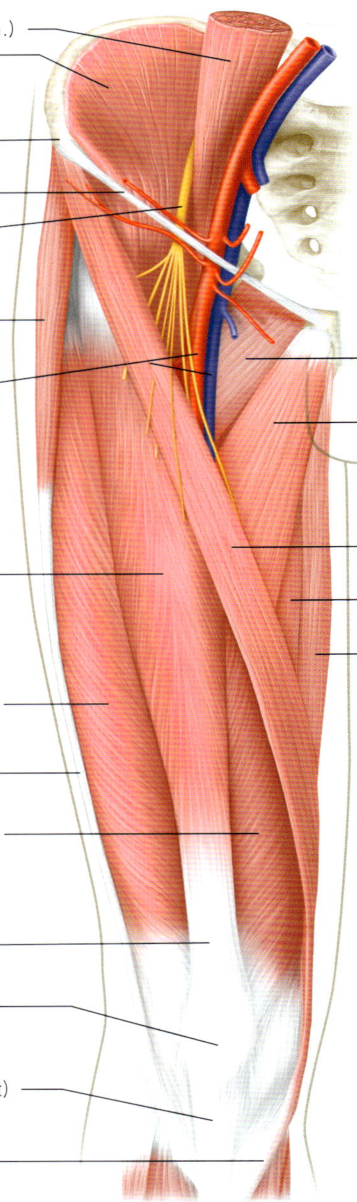

가쪽면

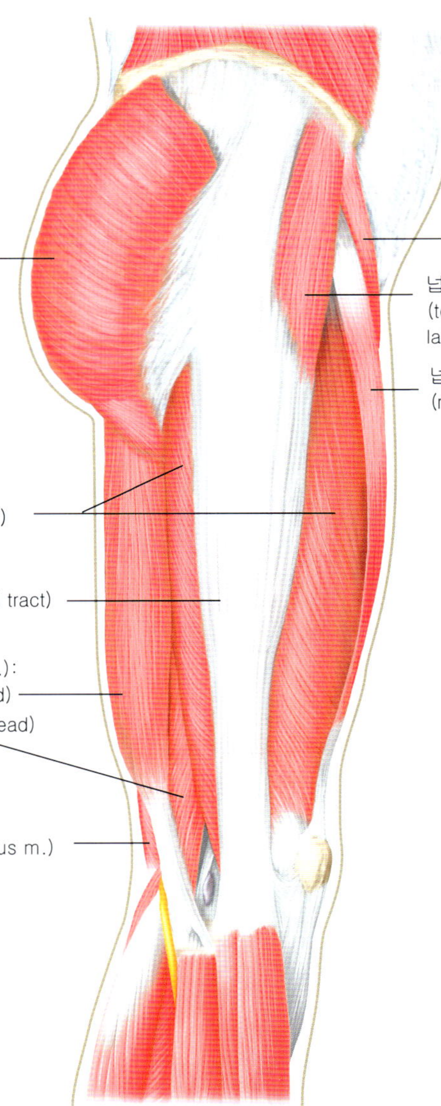

Key:
m. – muscle

엉덩허리근
스냅 엉덩

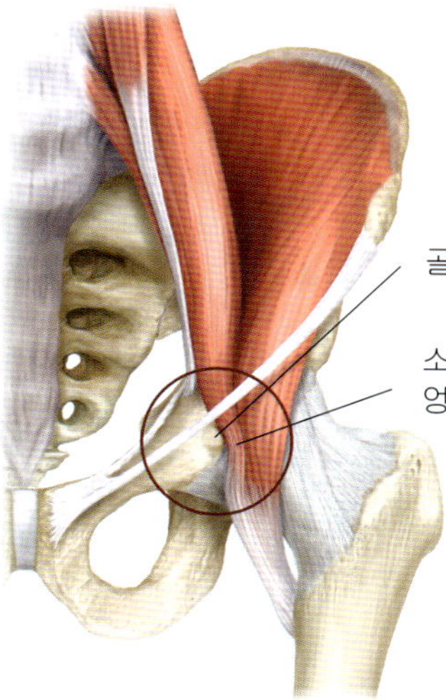

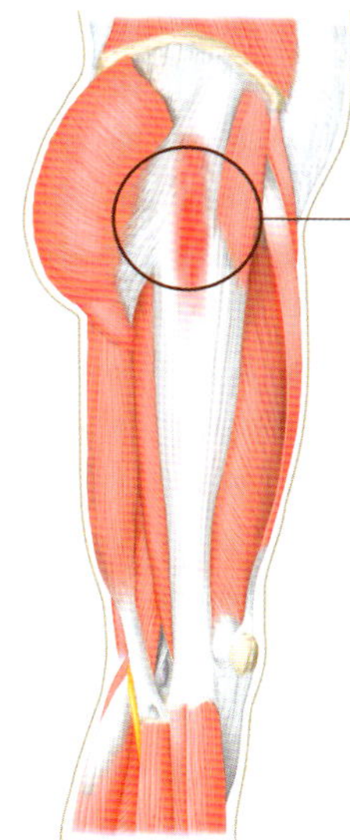

엉덩정강띠
증후군

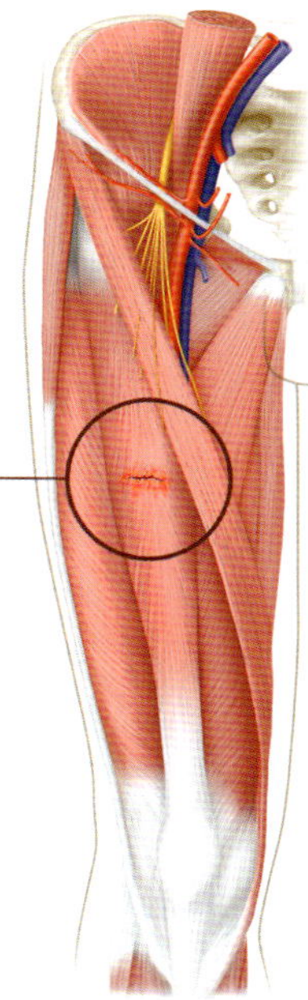

넙다리곧은근
찢어짐

뒤넙다리근 박리성
찢어짐

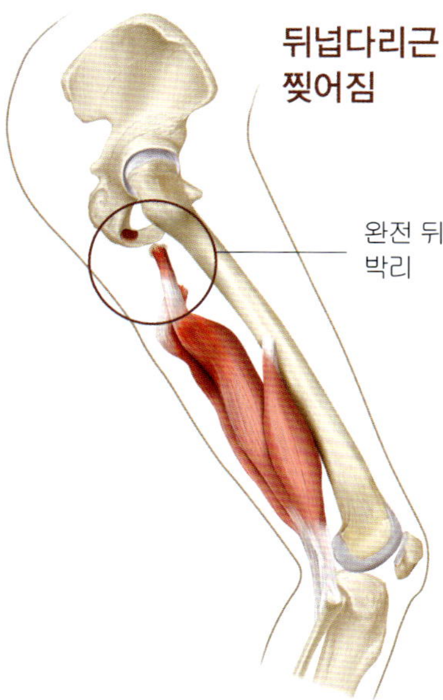

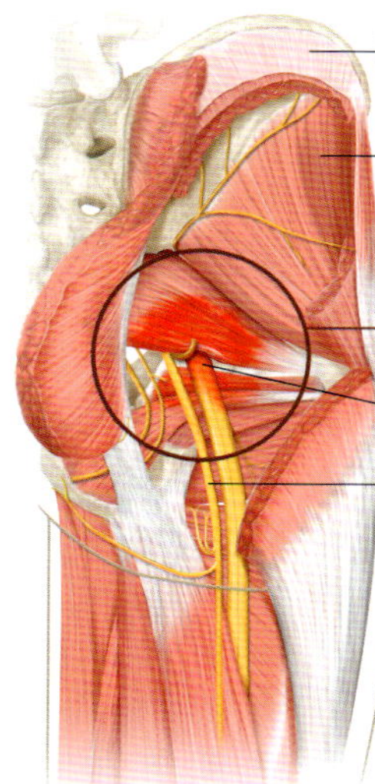

궁둥구멍근증후군

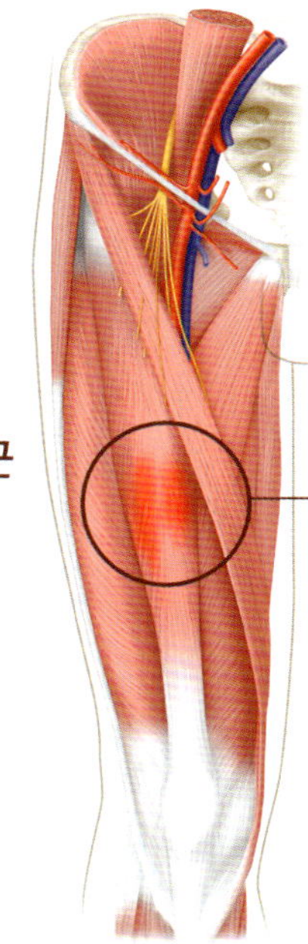

넙다리네갈래근
타박상

움직임(Movements)

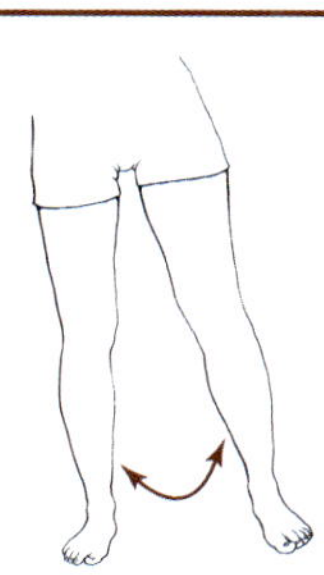

벌림/모음

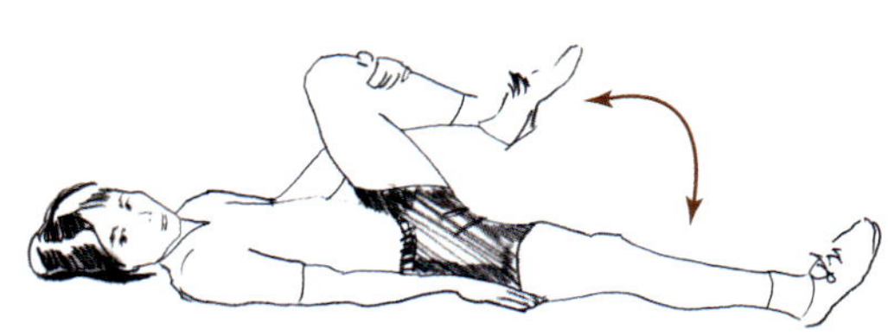

굽힘/폄

손상 기전(Mechanism of Injury)

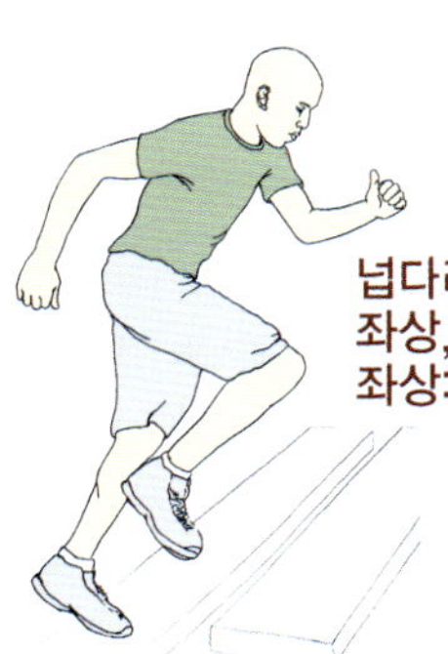

넙다리네갈래근의
좌상, 파열, 곧은근
좌상: 달리기

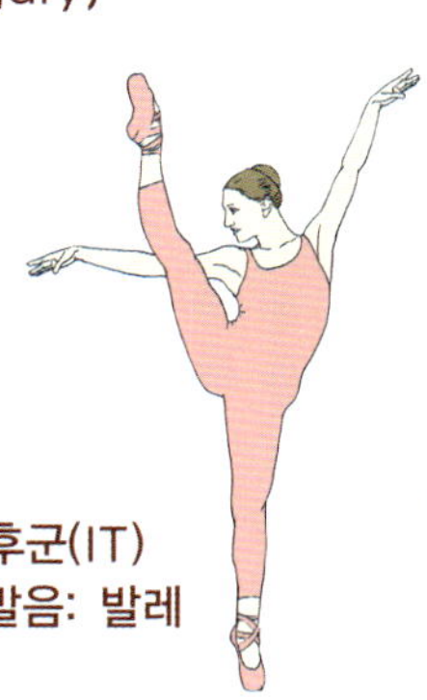

엉덩정강띠증후군(IT)
또는 엉덩 염발음: 발레

넙다리네갈래근
타박상:럭비

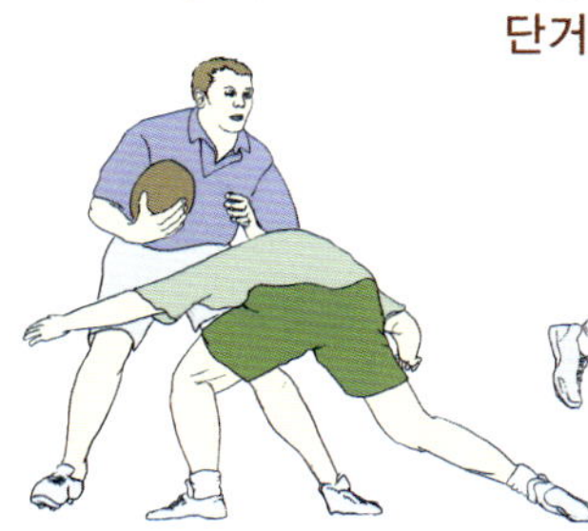

뒤넙다리근
좌상이나 박리:
단거리 달리기

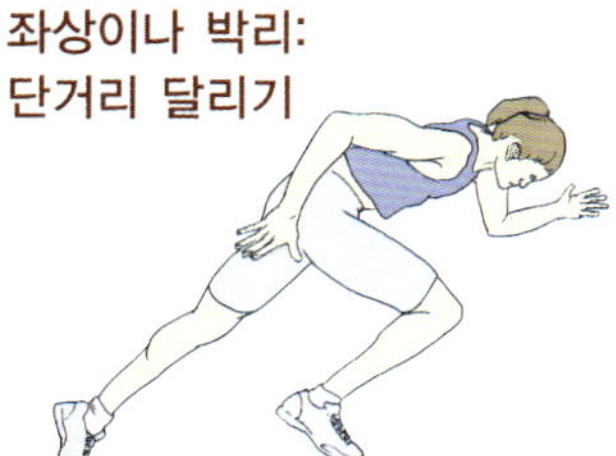

궁둥신경 포획/궁둥구멍근:
조정

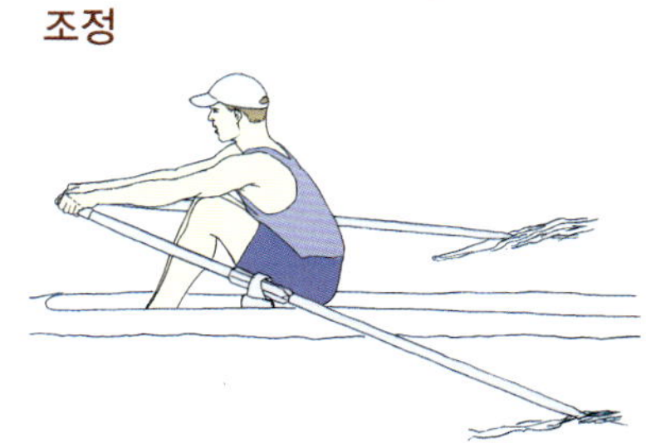

무릎 Knee

일반적인 표적 / The Common Target

무릎관절은 복잡성, 많은 구조물의 참여 그리고 상대적으로 높은 손상 위험도 때문에, 스포츠 분야에서 가장 많이 연구되고 있는 관절이다. 무릎 손상은 무릎관절 주위의 인대, 힘줄 혹은 체액주머니(점액주머니) 중 어느 하나는 물론, 관절을 형성하는 뼈, 연골 및 인대를 손상시킬 수 있다.

제 7 장

무릎 —— 해부학

오른쪽 무릎의 앞면

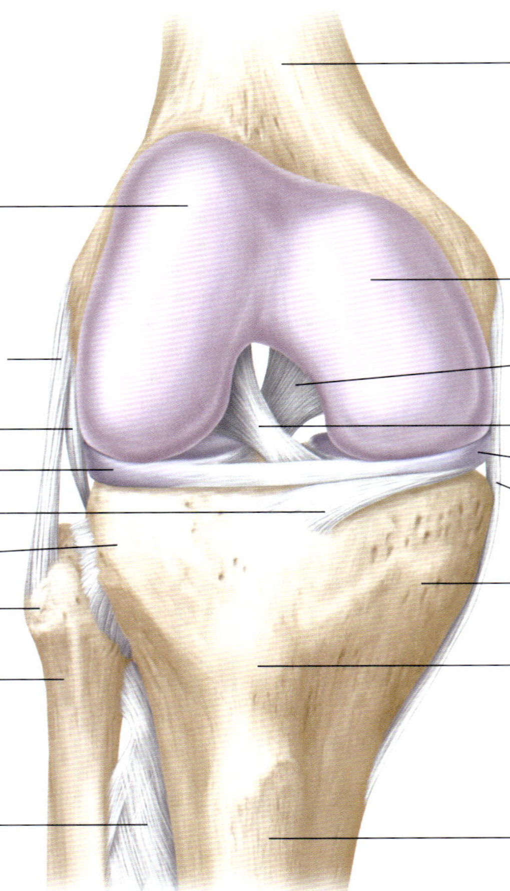

오른쪽 무릎의 안쪽면

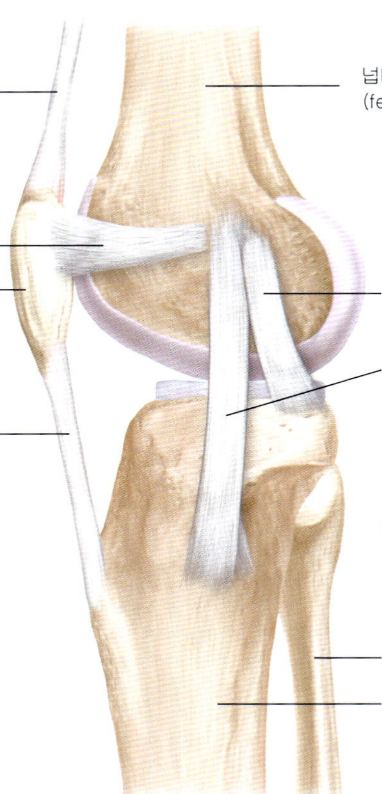

오른쪽 무릎의 뒷면

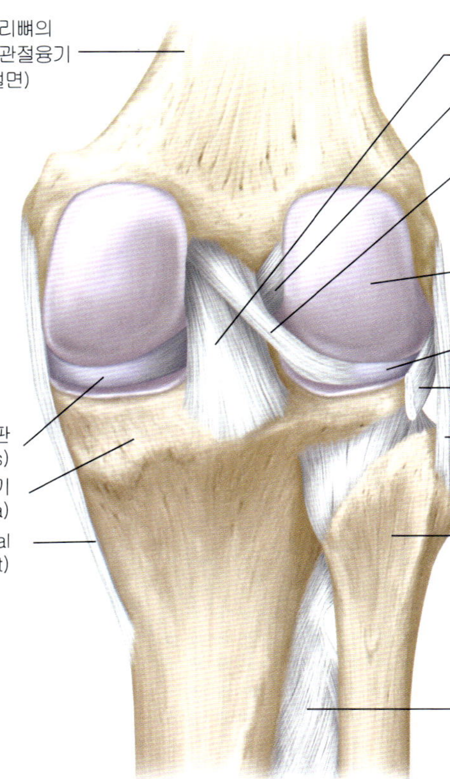

인대 손상

뼈박리

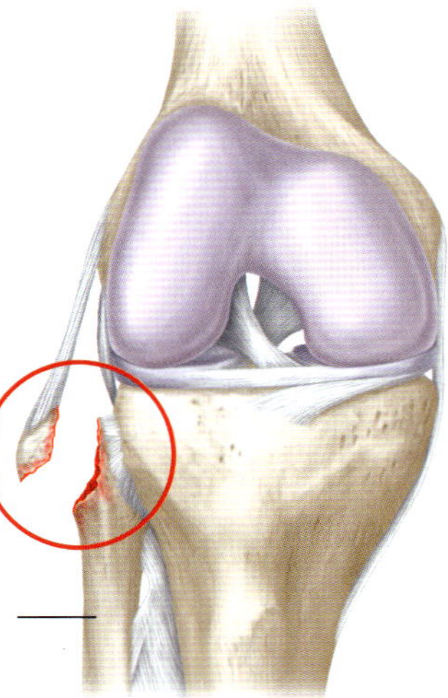

LCL 손상

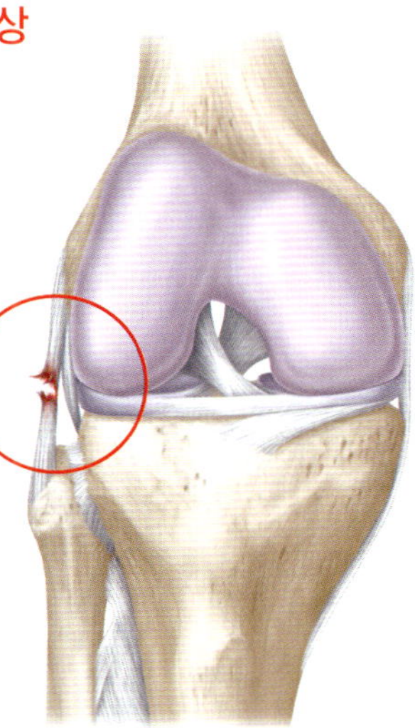

MCL 손상

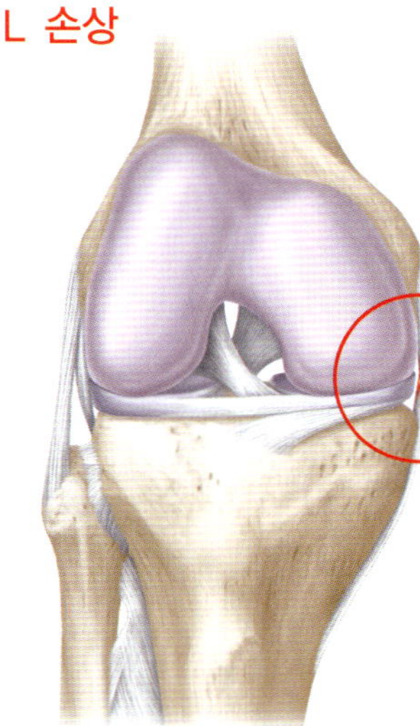

ACL 손상

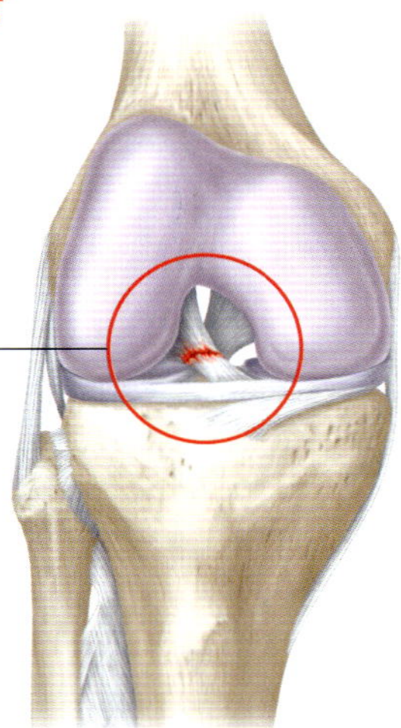

PCL 손상

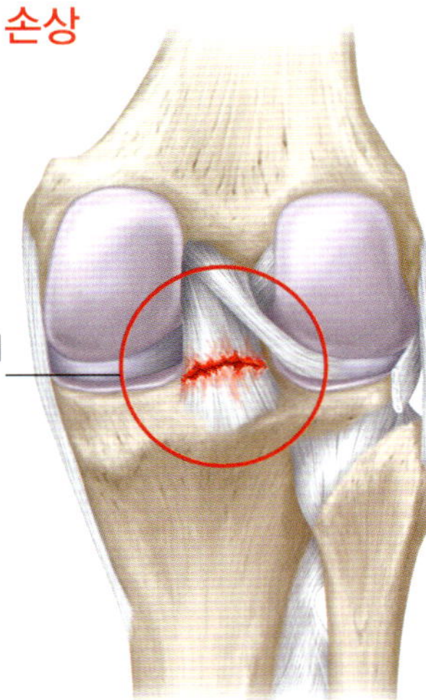

무릎 앞쪽탈구

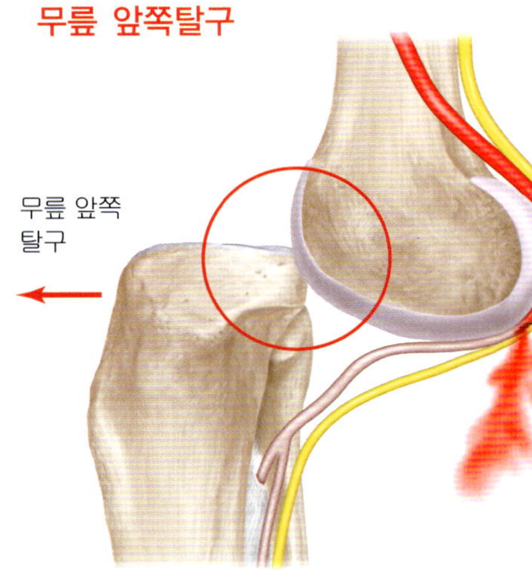

움직임(Movements)

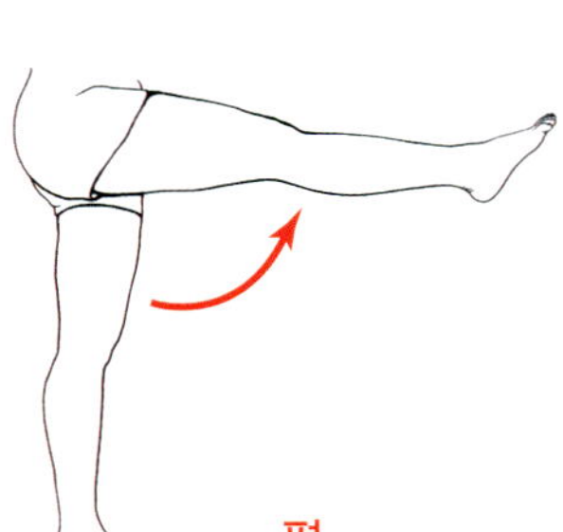
폄

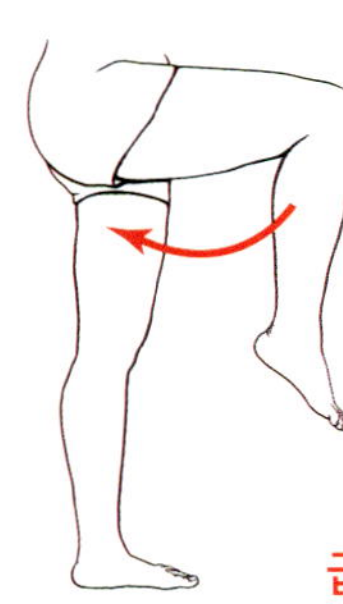
굽힘

손상 기전(Mechanism of Injury)

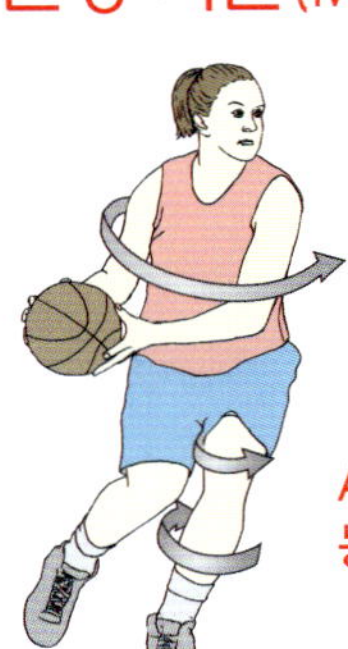
ACL:
농구

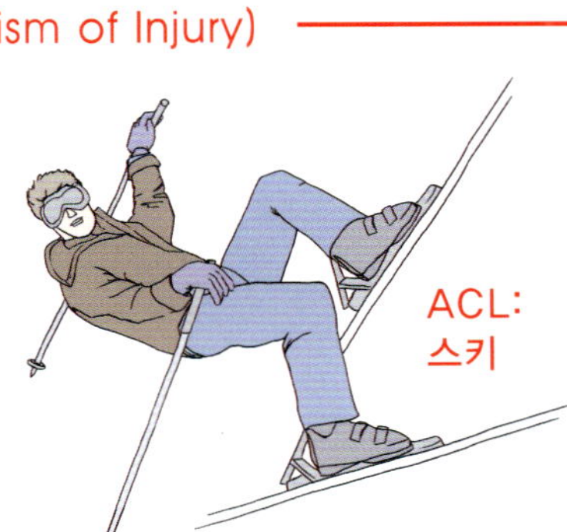
ACL:
스키

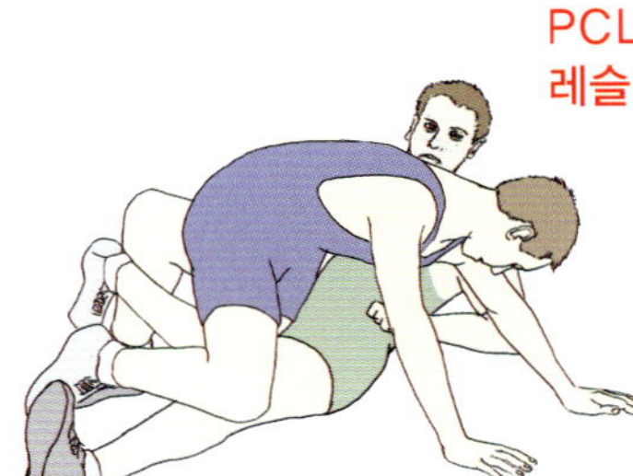
PCL:
레슬링

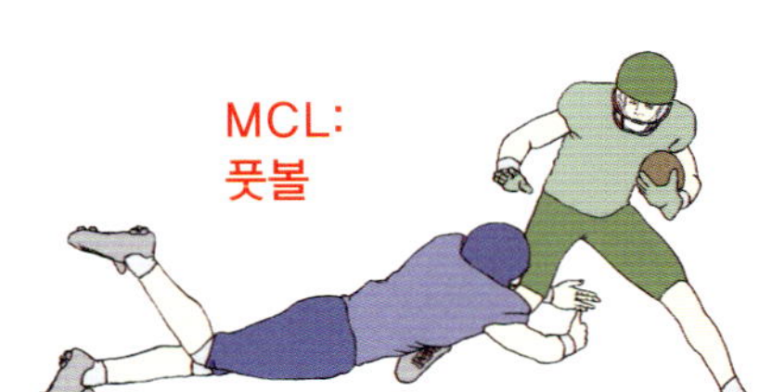
MCL:
풋볼

무릎 — 해부학

오른쪽 무릎의 윗면

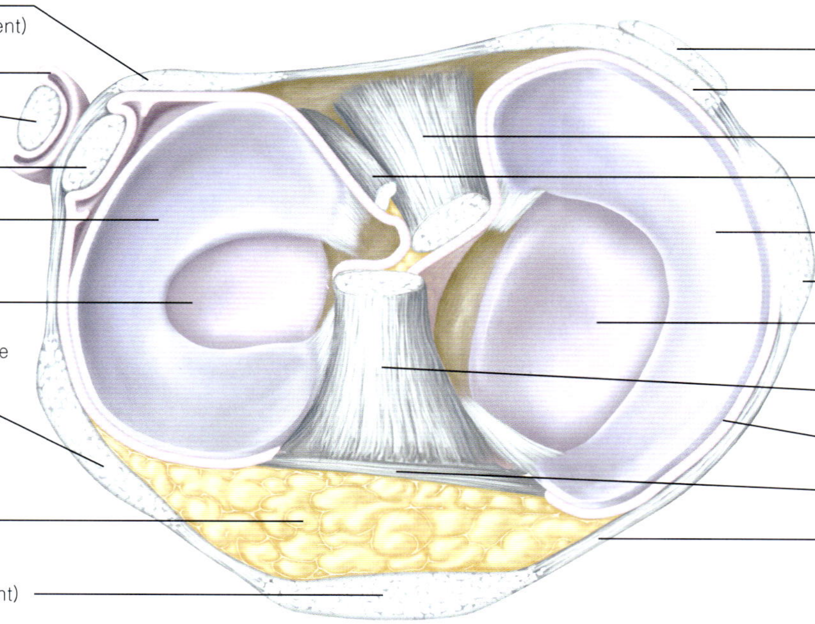

오른쪽 무릎의 앞면

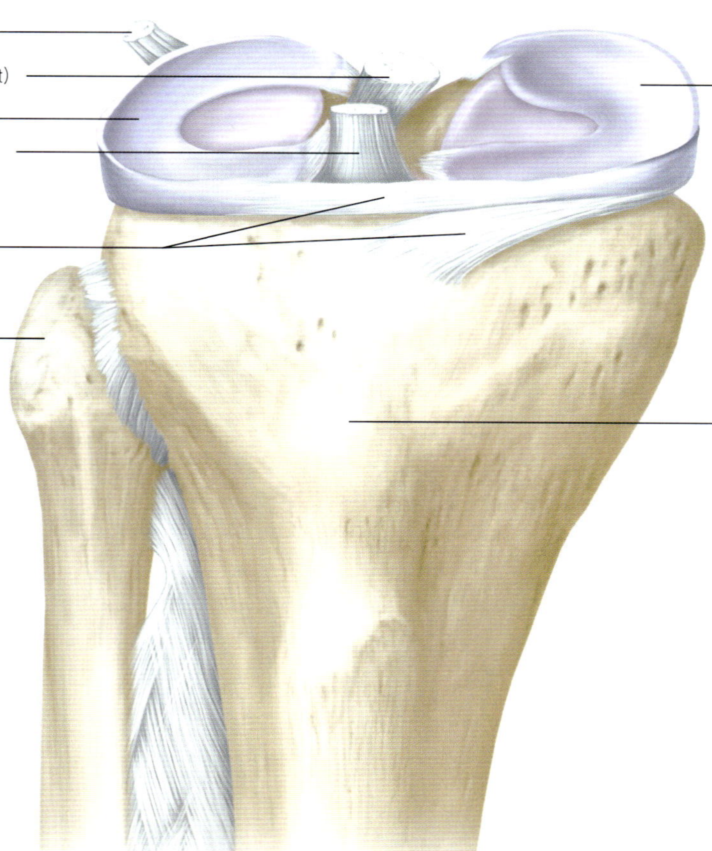

반달판 찢어짐

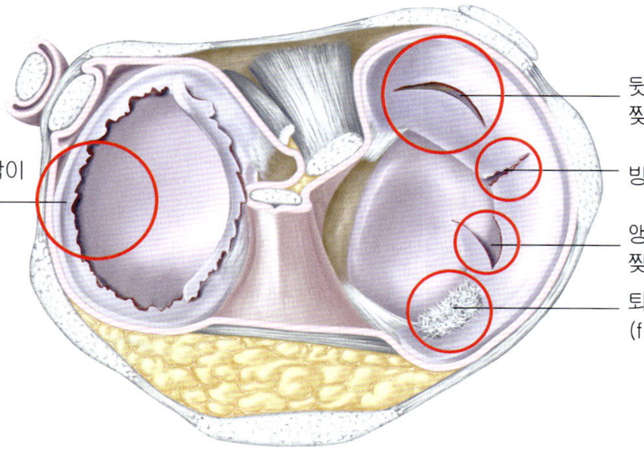

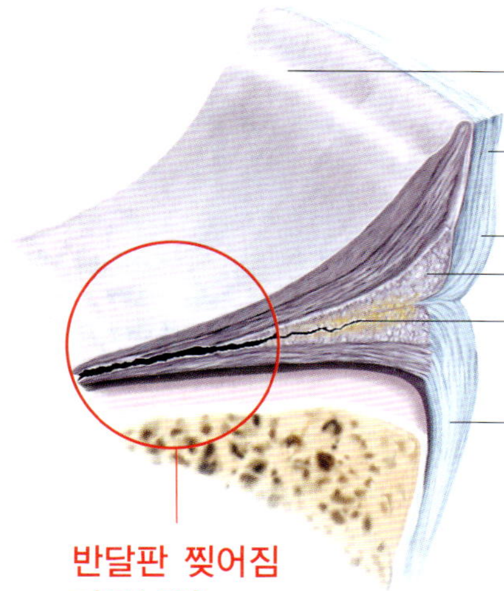

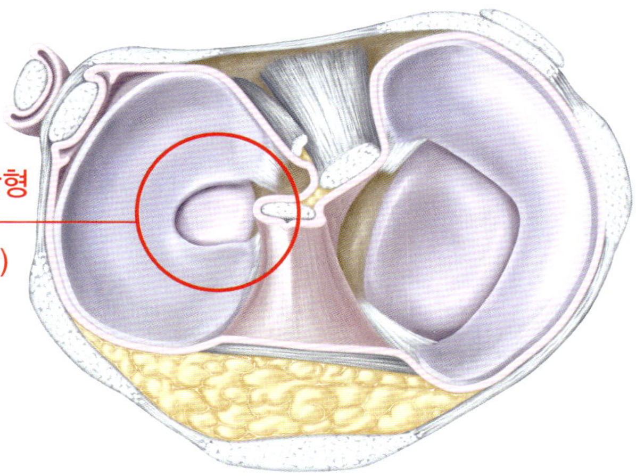

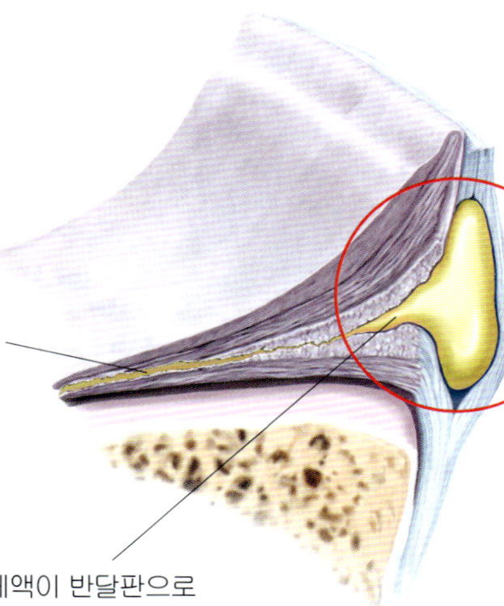

움직임(Movements)

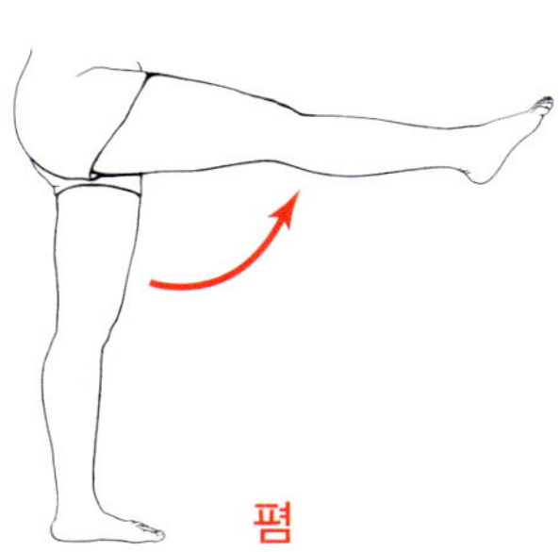

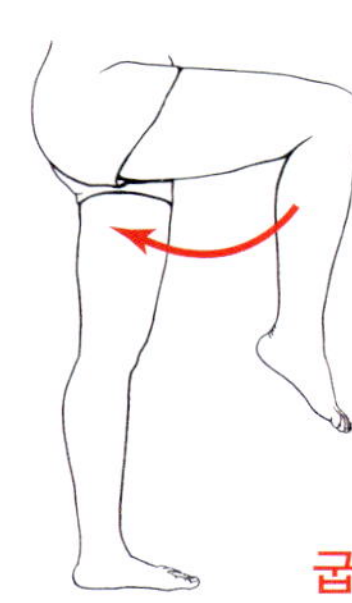

손상 기전(Mechanism of Injury)

과도한
무릎굽힘-반달판 뒷뿔 :
풋볼

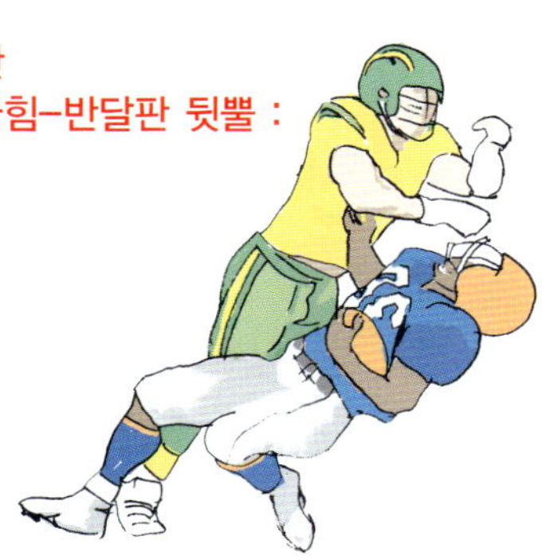

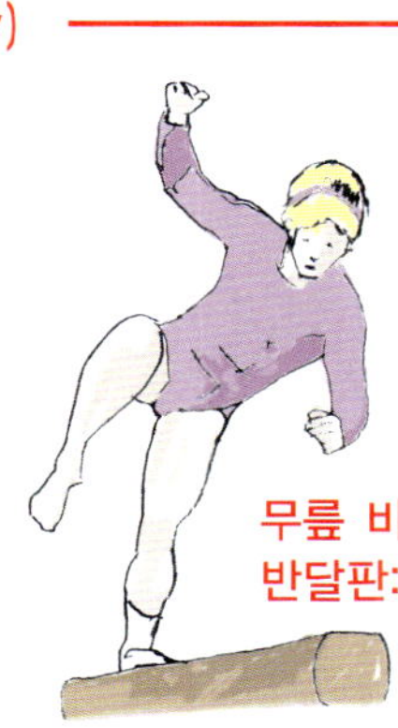

무릎 비틀림, ACL,
반달판: 체조선수

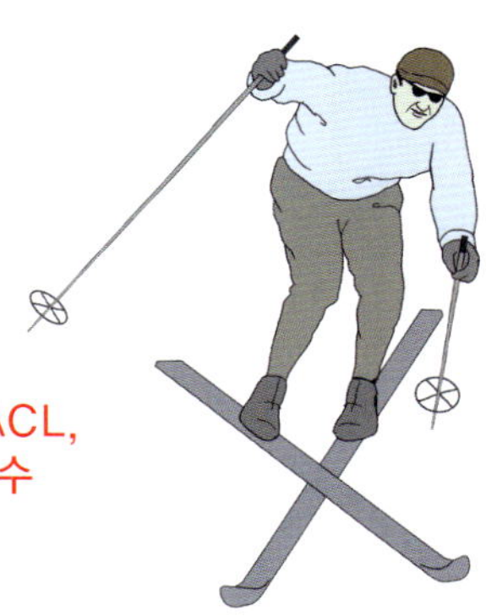

축성 부하,
반달판 손상:
스키어가 착지할 때

과도한 굽힘,
반달판 찢어짐:
스케이팅

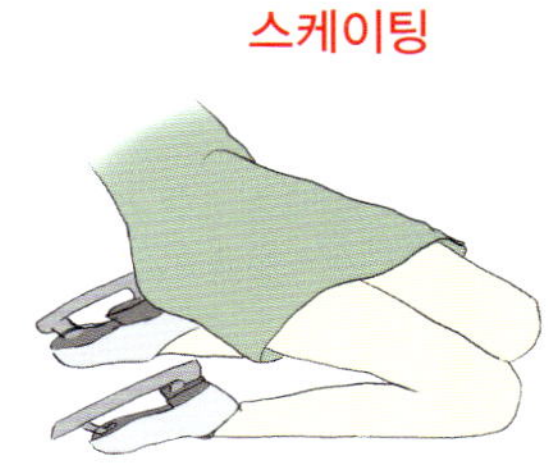

무릎 —— 해부학

앞면

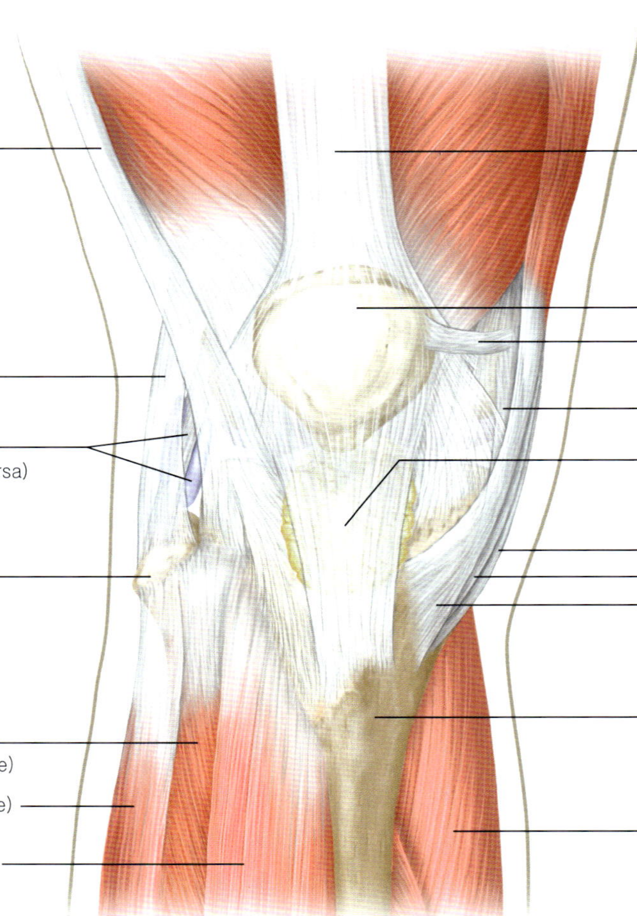

시상가로면

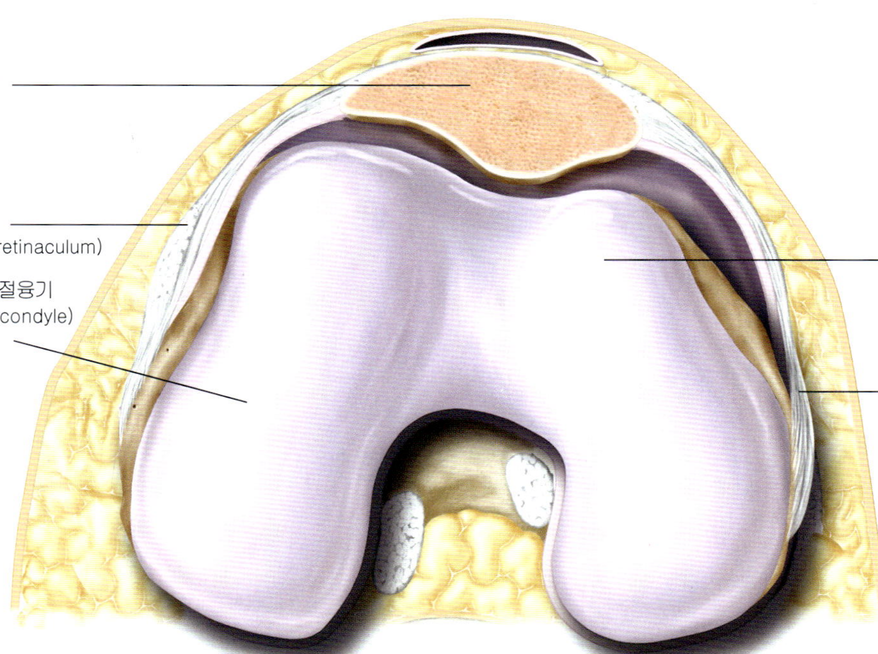

무릎뼈 탈구

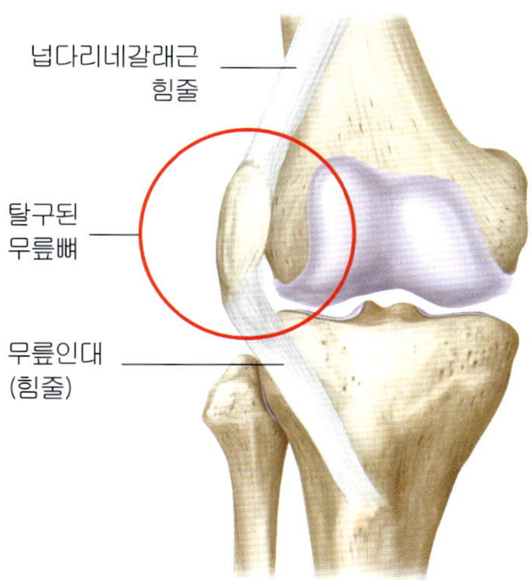

무릎뼈 탈구

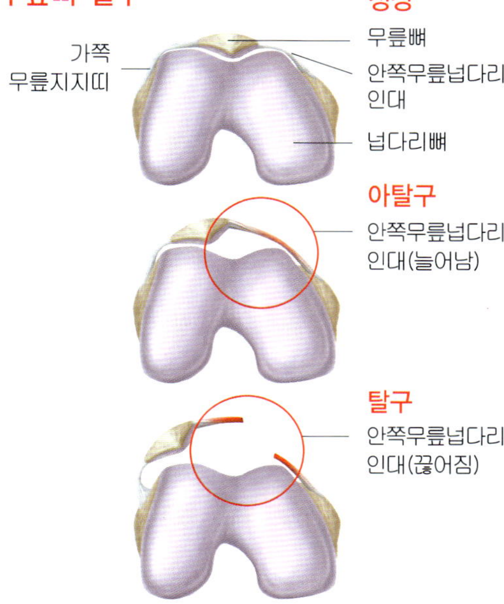

무릎힘줄병리

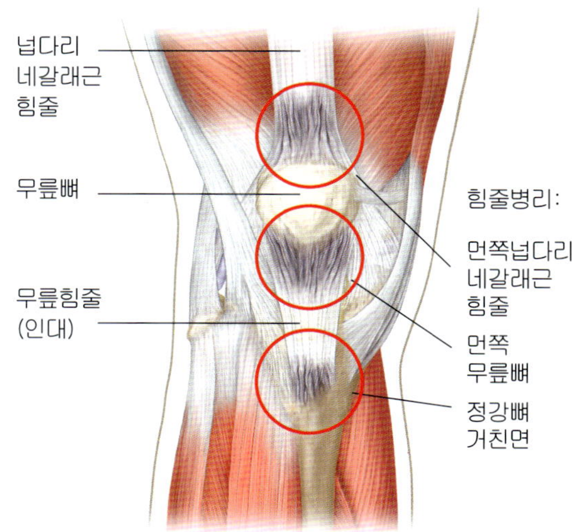

넙다리네갈래근 힘줄 파열

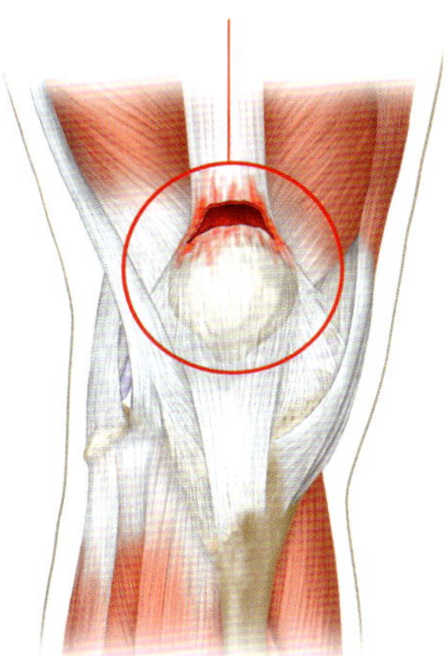

무릎힘줄 파열

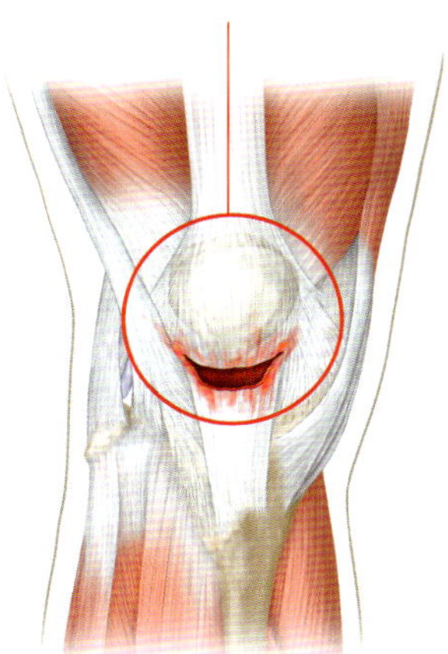

무릎뼈 골절

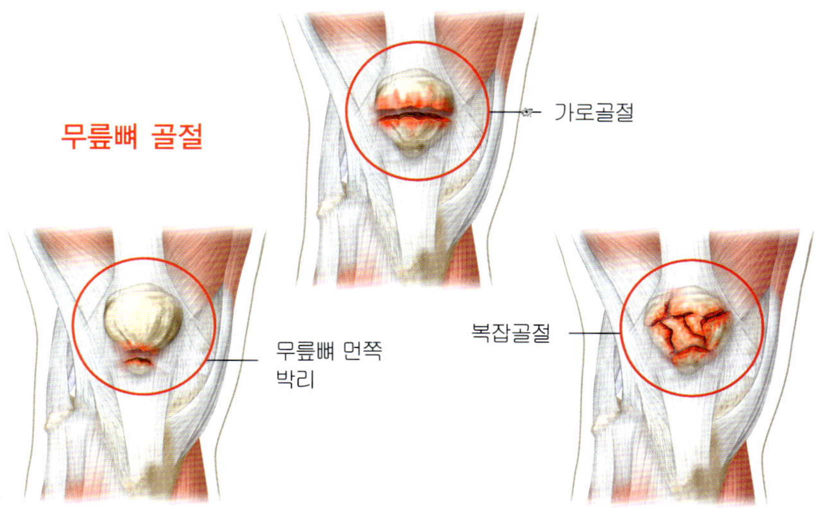

움직임(Movements)

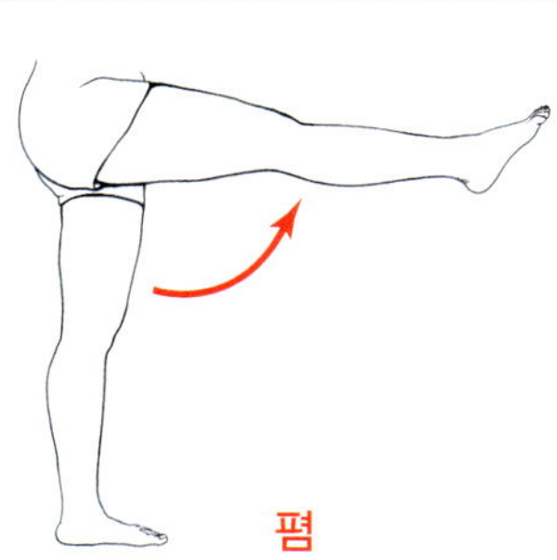

폄

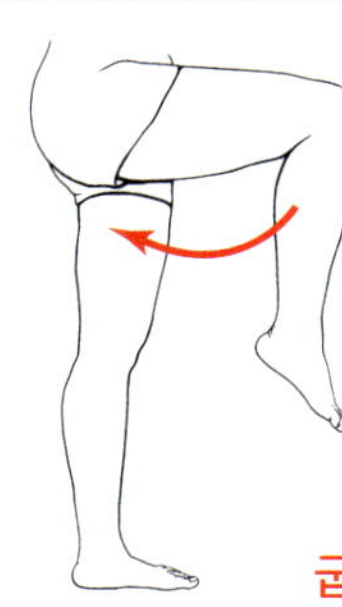

굽힘

손상 기전(Mechanism of Injury)

무릎뼈 탈구: 럭비

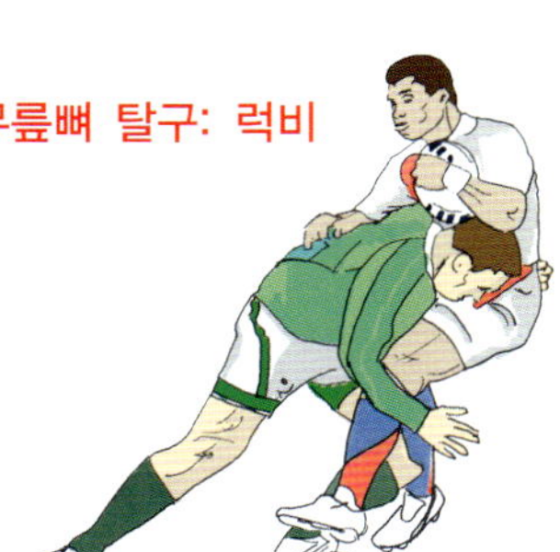

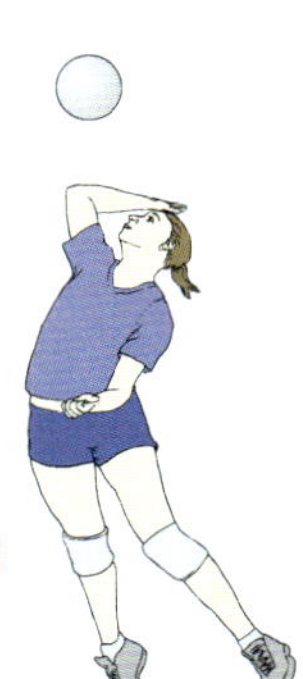

점퍼무릎: 배구

무릎뼈 골절: 풋볼

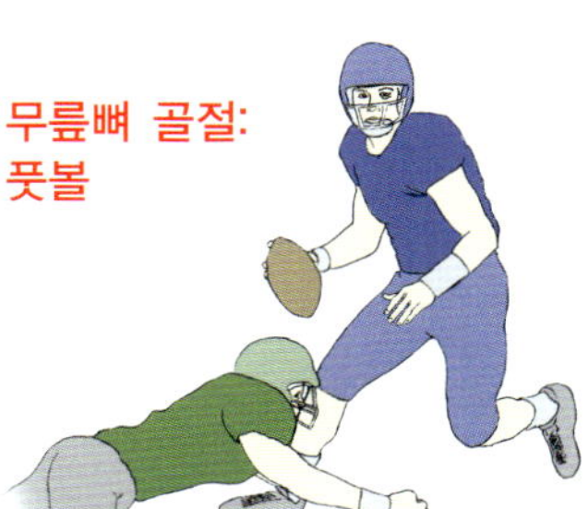

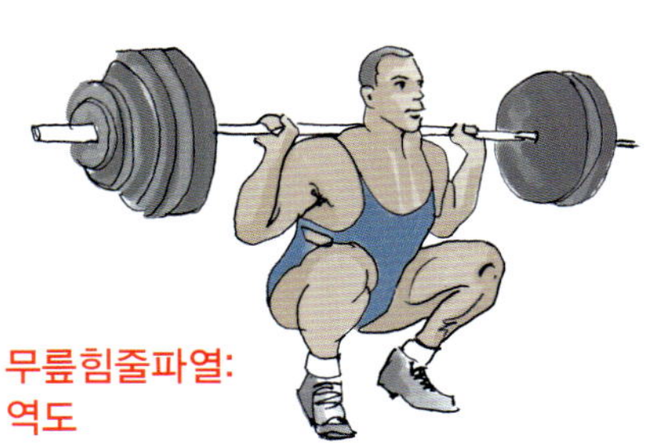

무릎힘줄파열: 역도

해부학 – 성장판과 뼈되기 지점

넙다리뼈 먼쪽끝

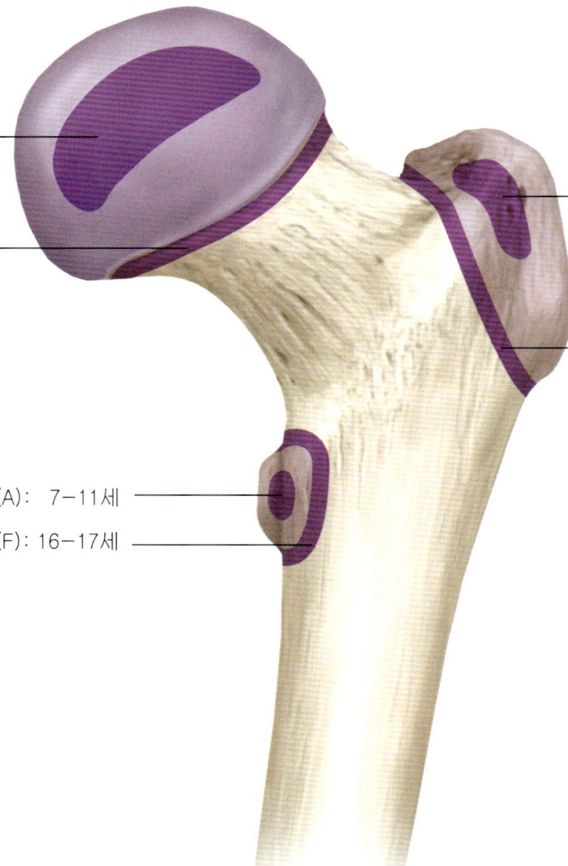

종아리뼈 몸쪽끝

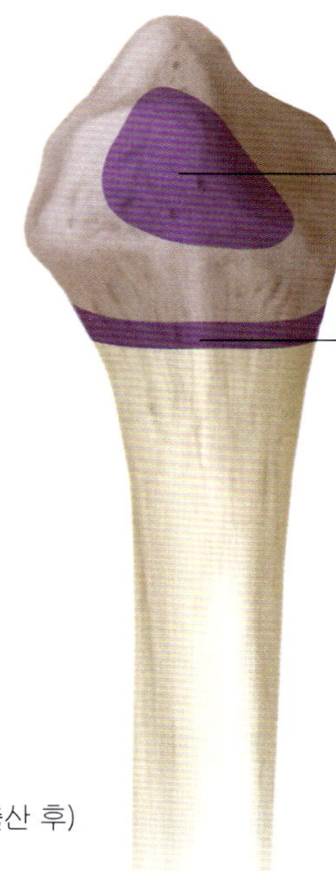

정강뼈 몸쪽끝

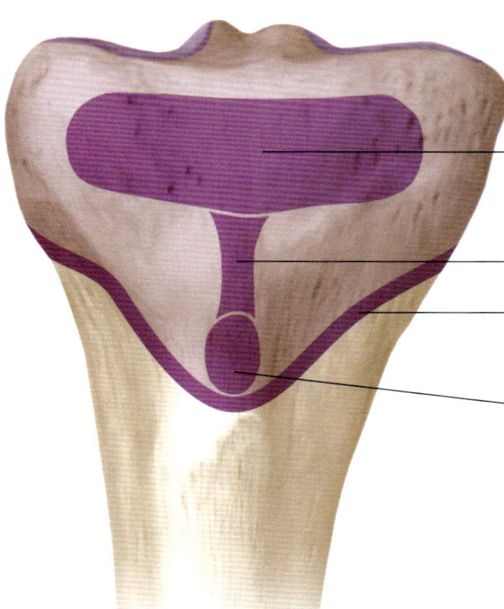

Key:
A – Appears
F – Fuses

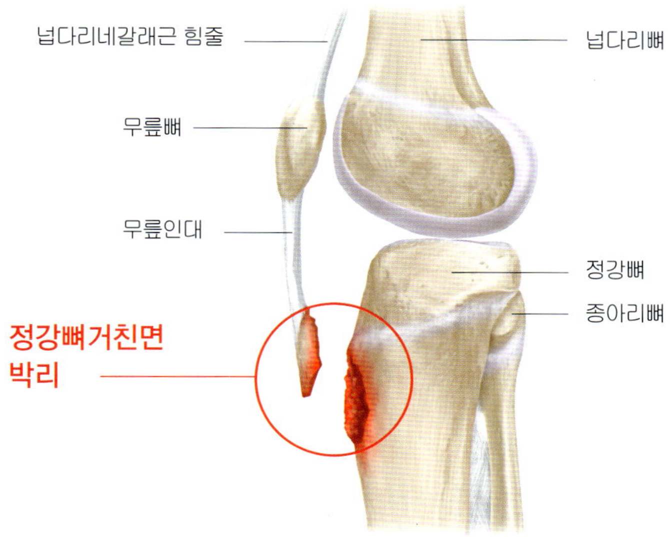

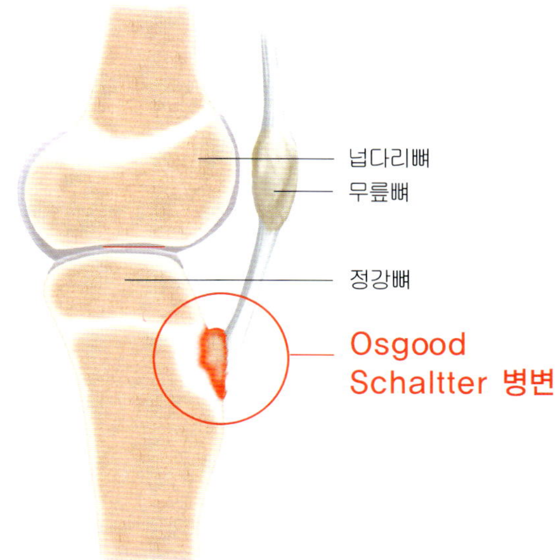

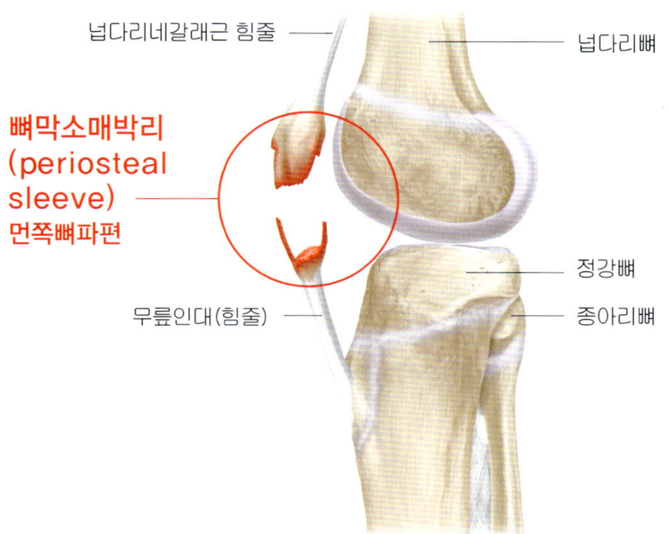

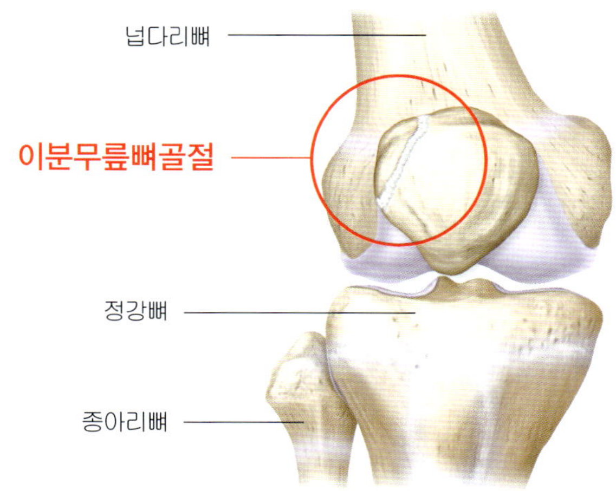

움직임(Movements)

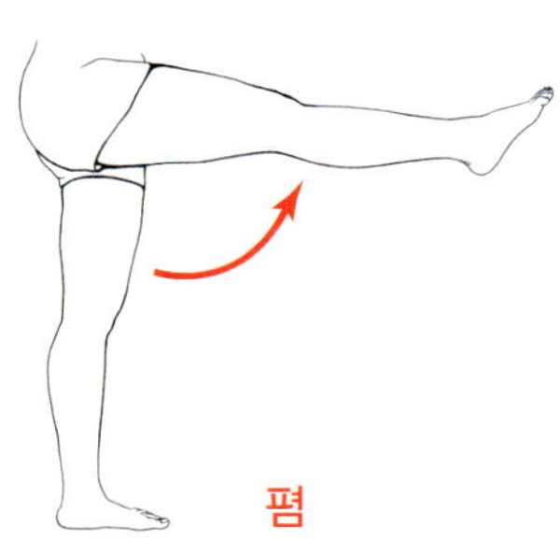

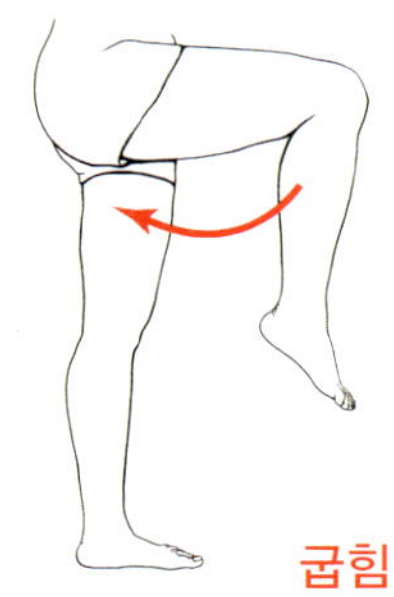

손상 기전(Mechanism of Injury)

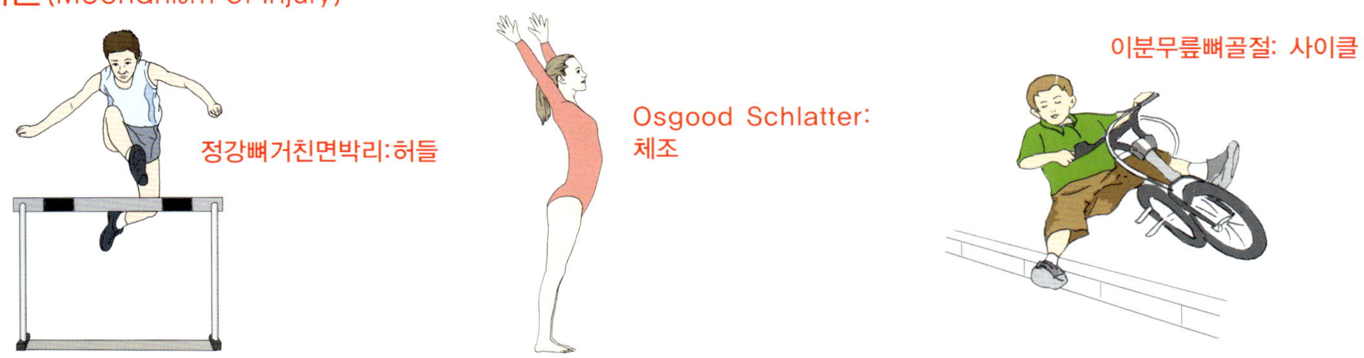

무릎 —— 해부학

오른쪽 무릎의 앞면

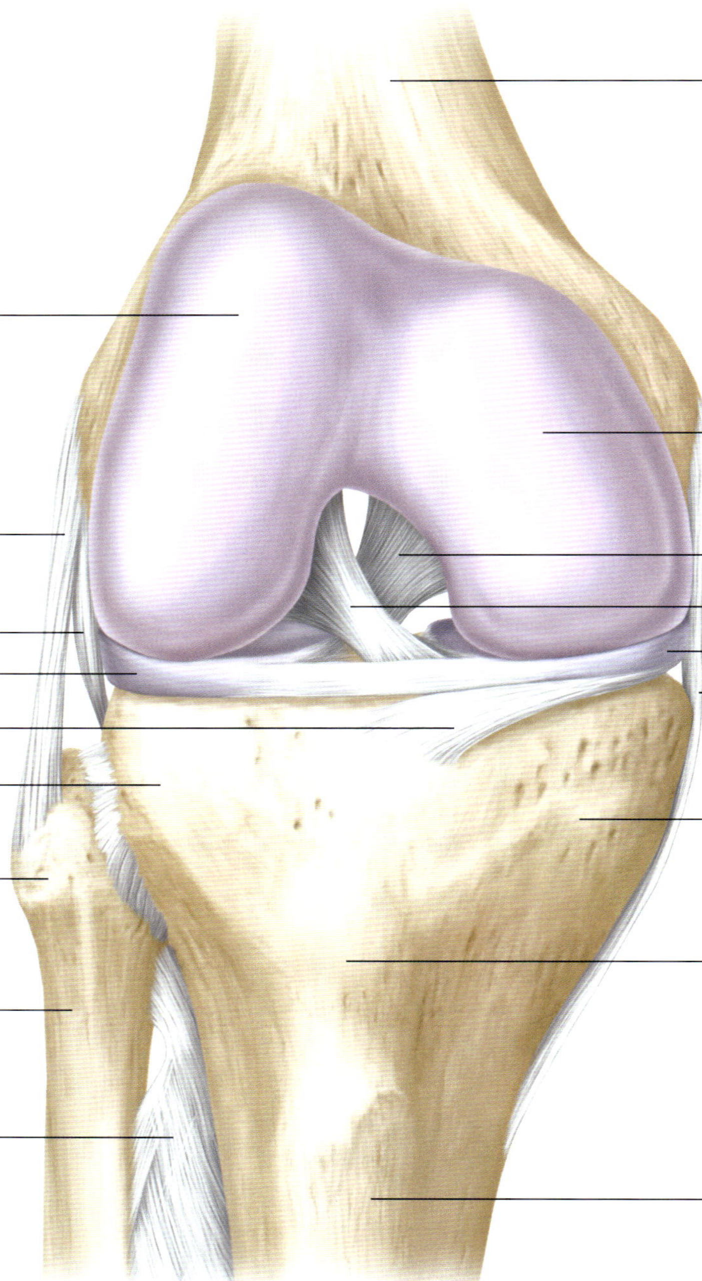

골절(성인) — 무릎

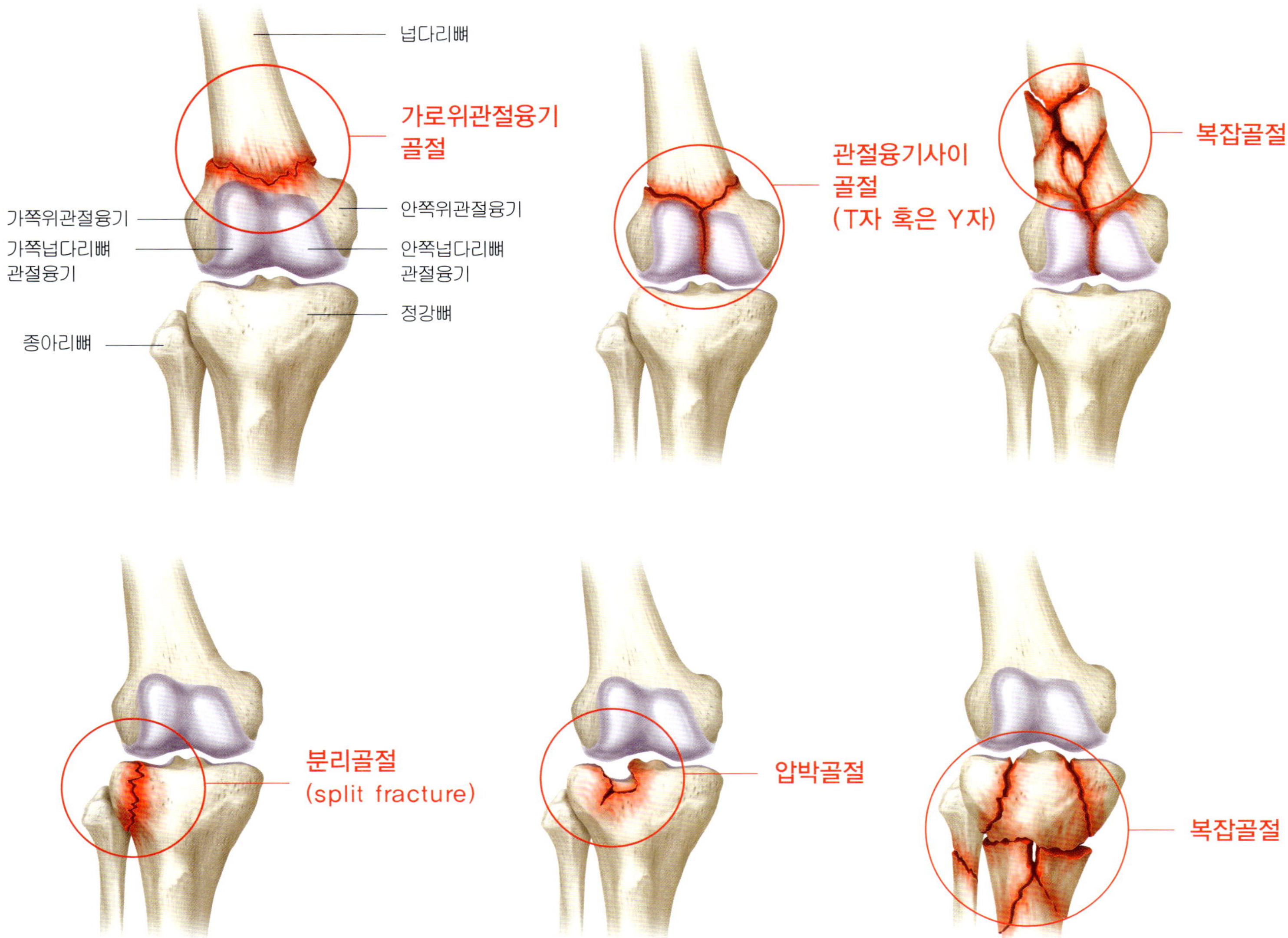

움직임(Movements)

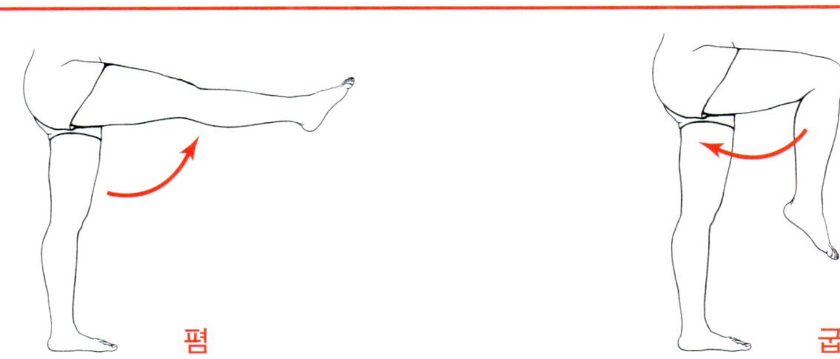

손상 기전(Mechanism of Injury)

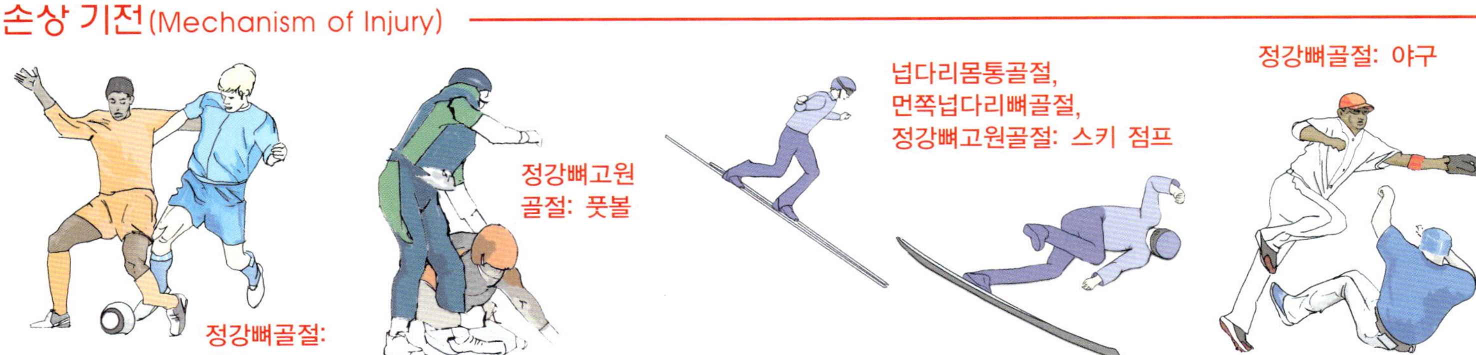

무릎 —— 해부학 – 성장판과 뼈되기 지점

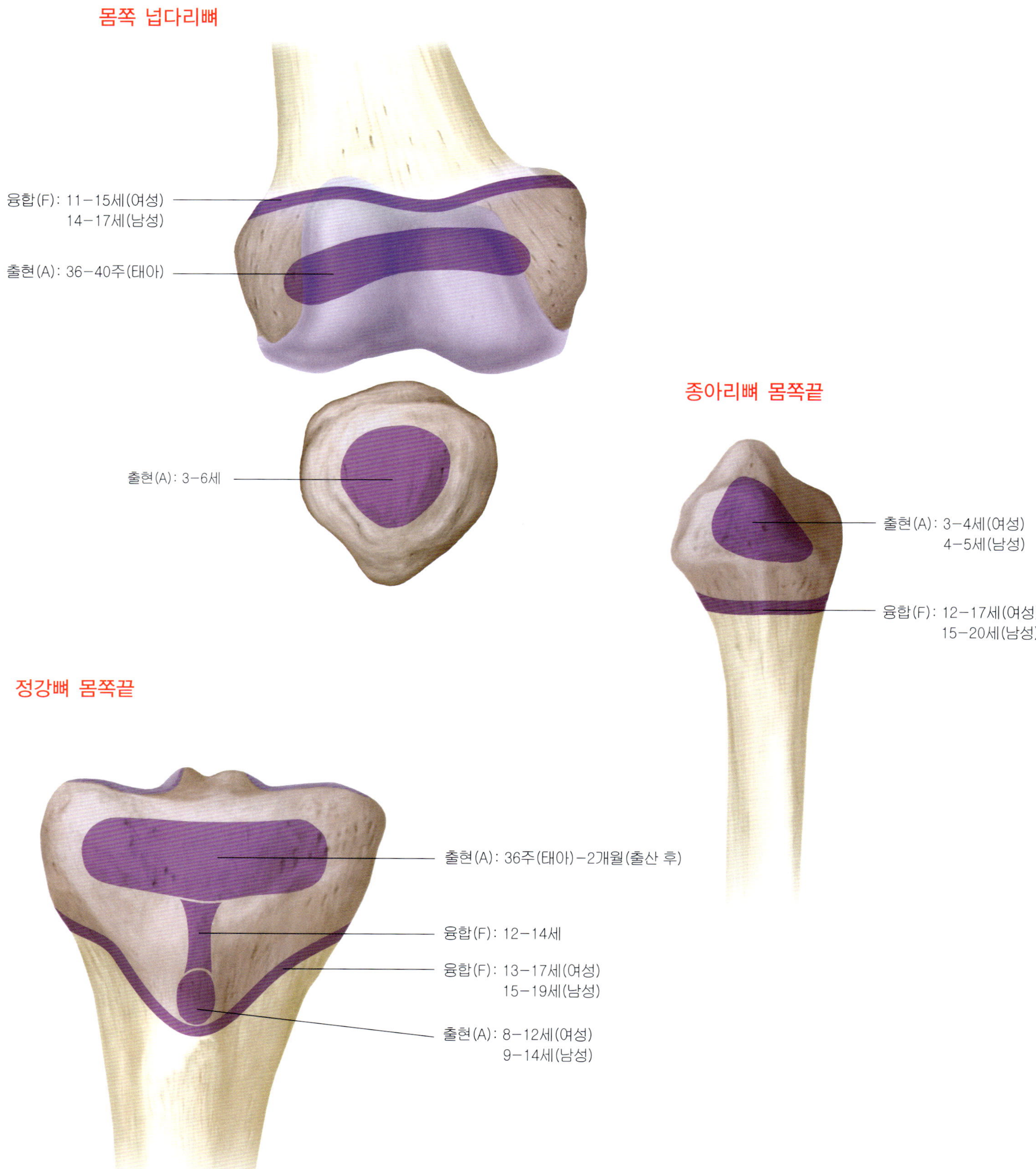

골절(아동) — 무릎

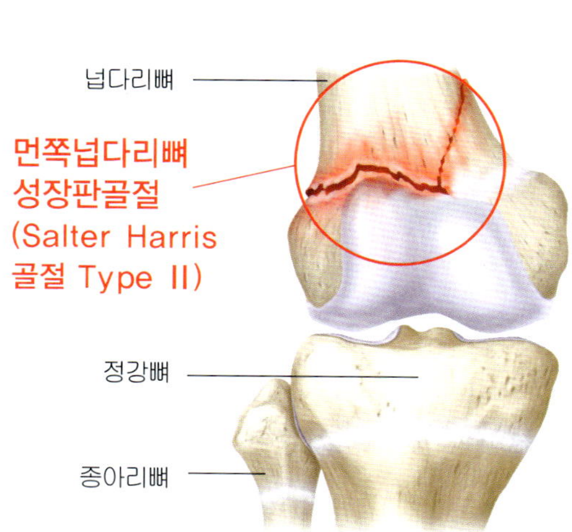

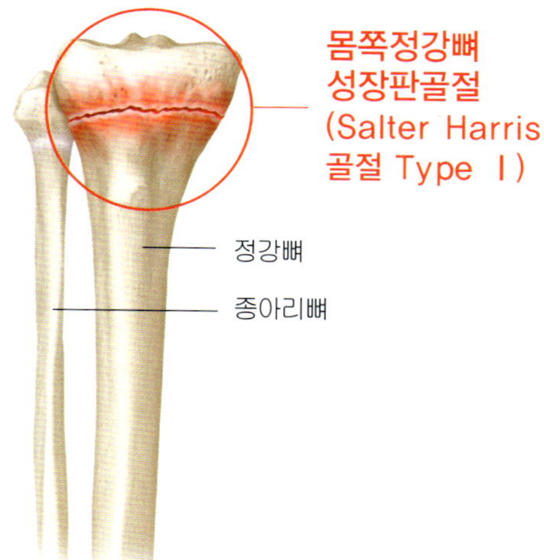

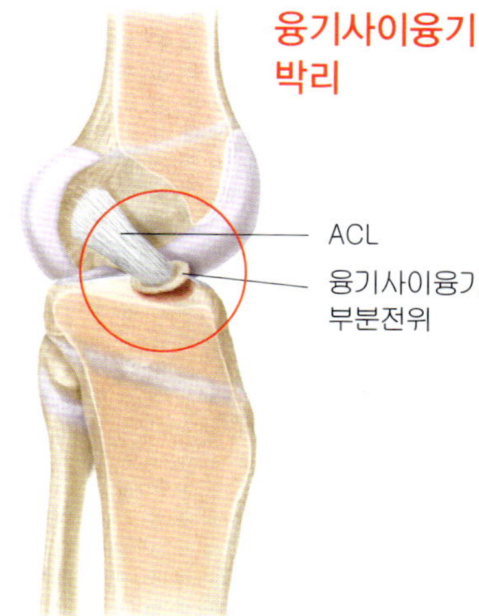

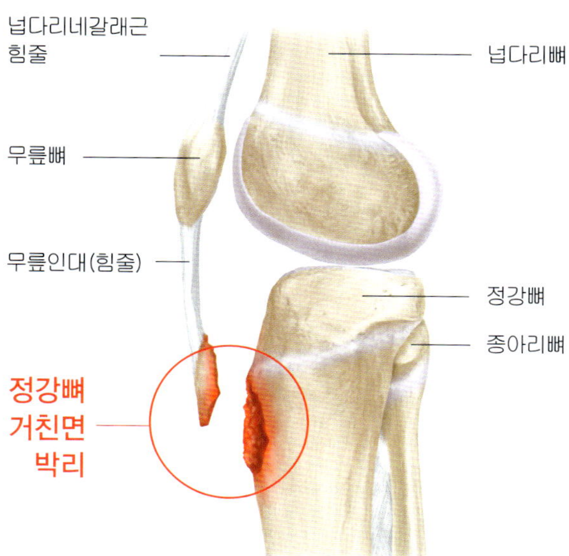

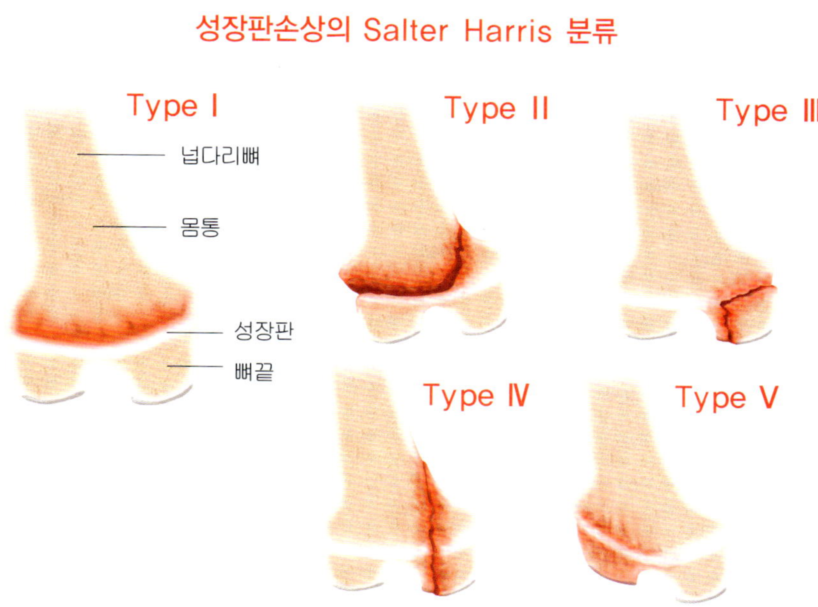

움직임(Movements)

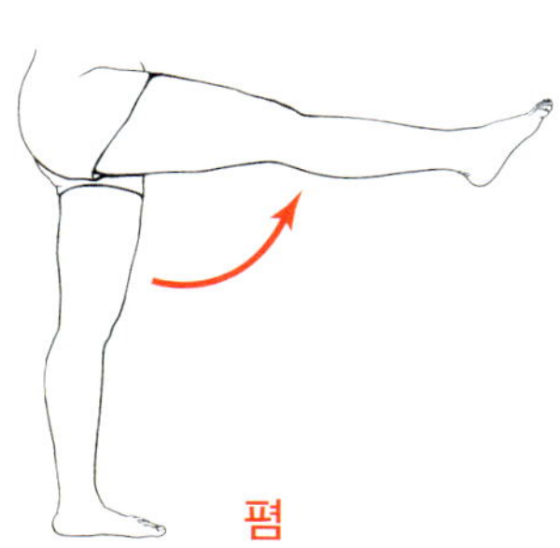

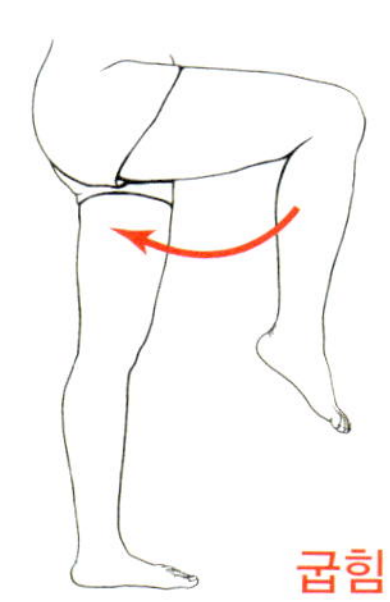

손상 기전(Mechanism of Injury)

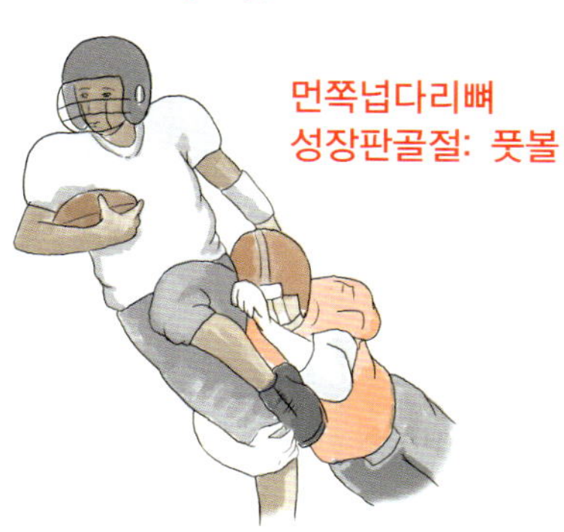

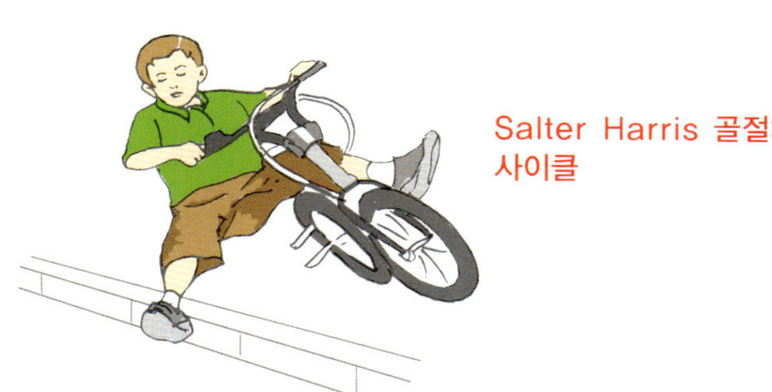

무릎 — 해부학

오른쪽 무릎의 앞면

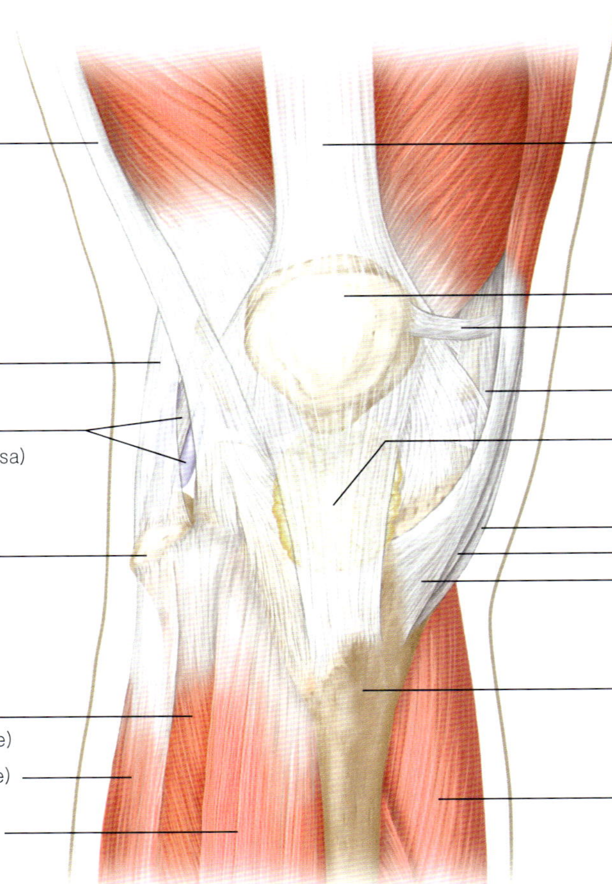

오른쪽 무릎의 뒷면

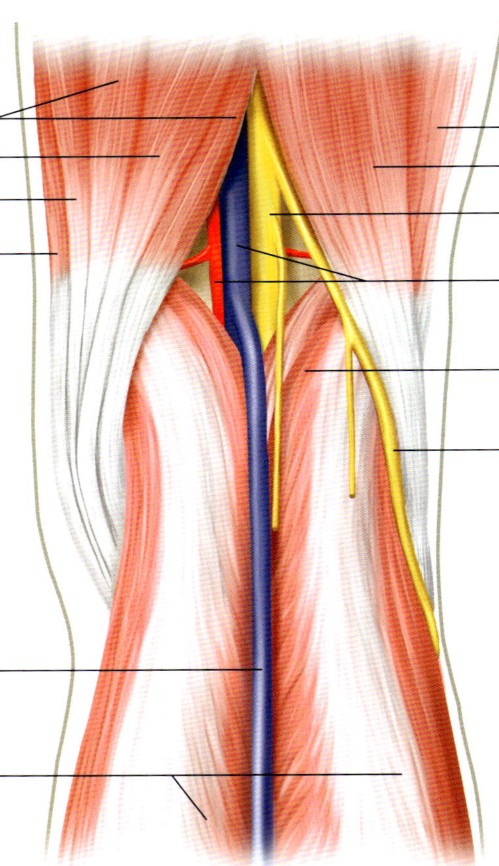

Key:
m. – muscle

병리(pathologies)

엉덩정강띠증후군

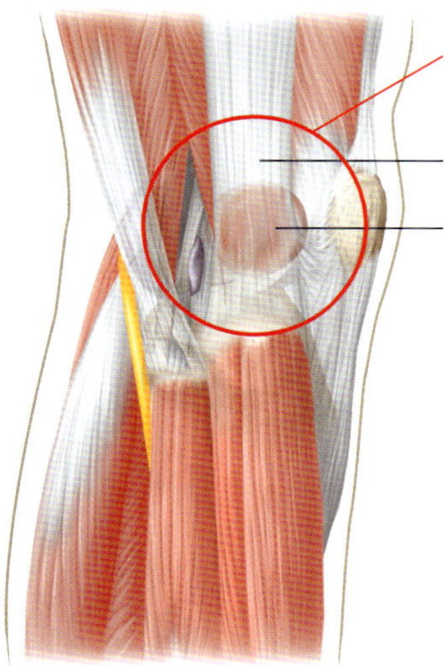

무릎앞점액주머니염

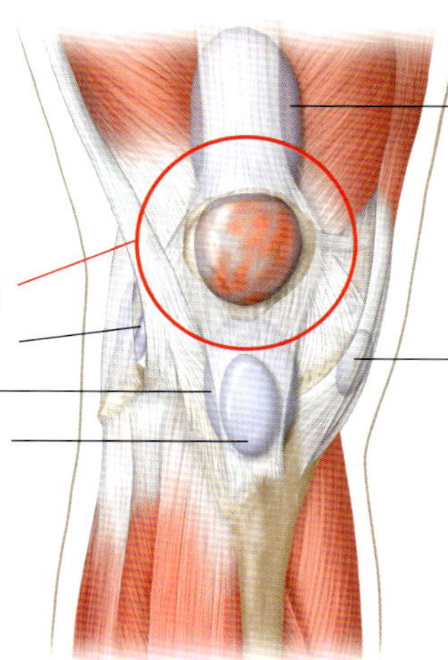

류마티스관절염

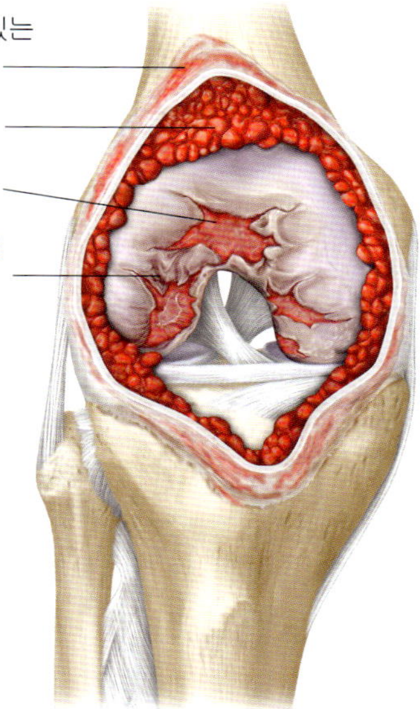

통풍(gout)

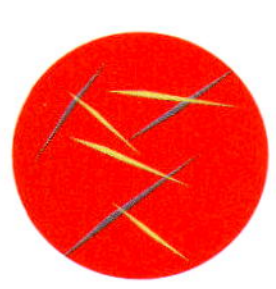

모노소듐우레이트
결정체

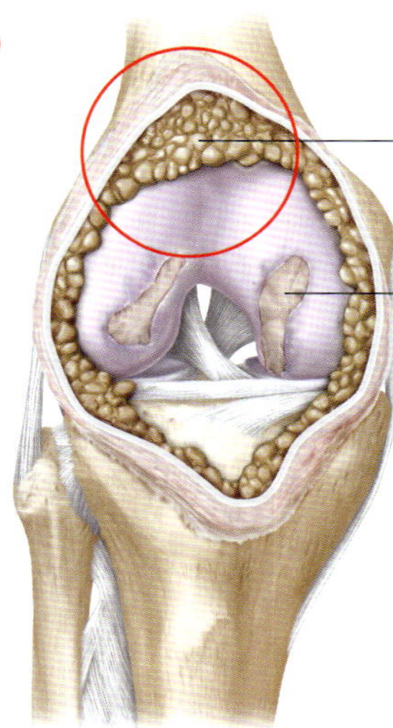

거짓통풍
(pseudogout)

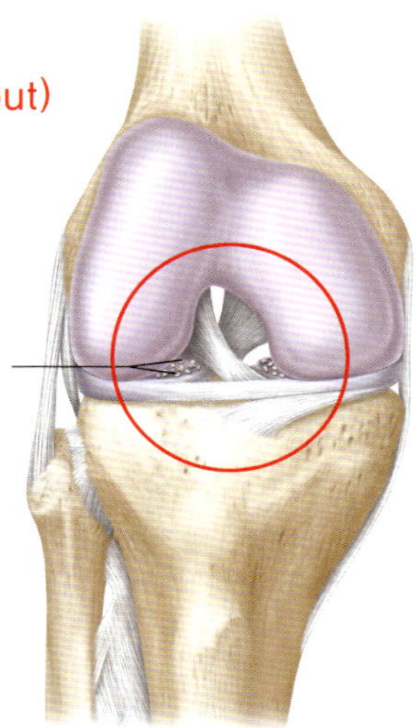

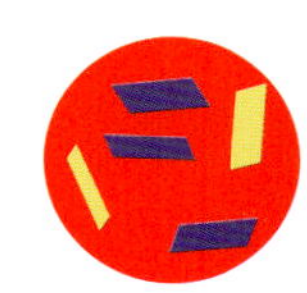

칼슘피로인산염
결정체

움직임(Movements)

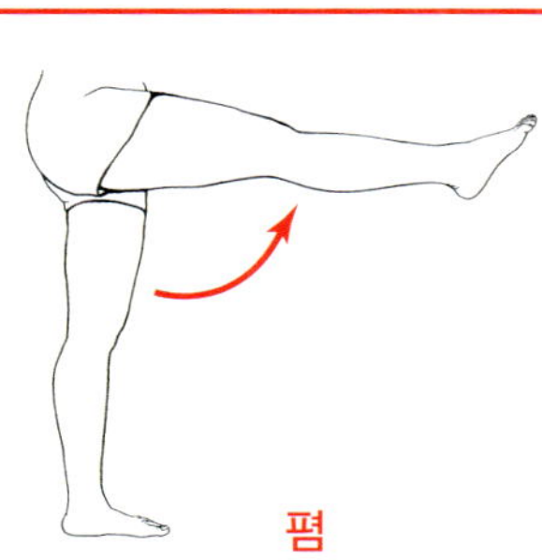

폄

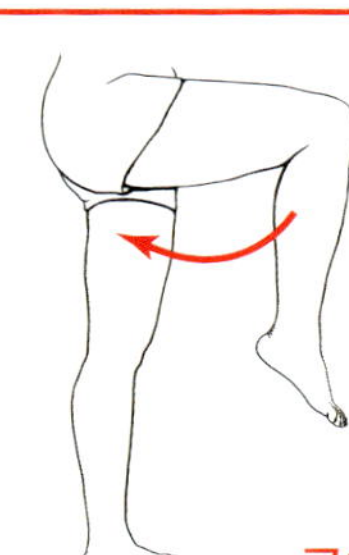

굽힘

손상 기전(Mechanism of Injury)

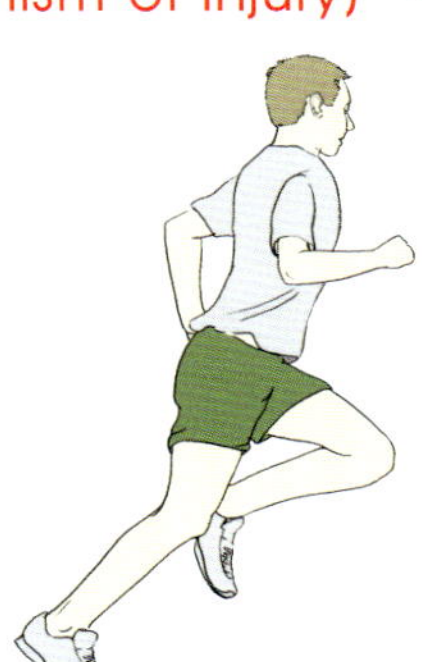

엉덩정강띠증후군: 달리기

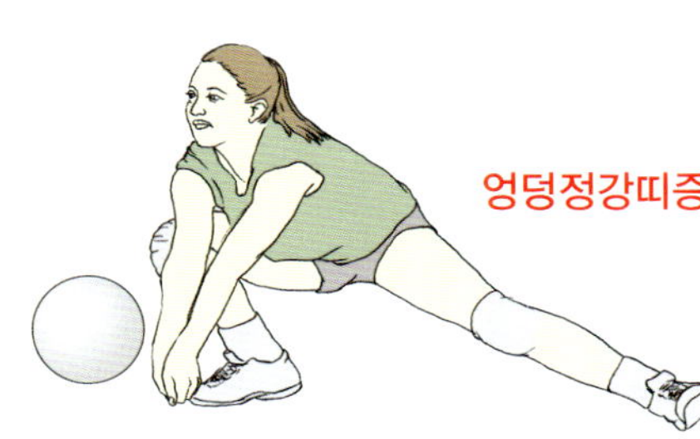

엉덩정강띠증후군: 배구

종아리 Leg

근육, 뼈, 신경 및 힘줄

/Muscle, Bone, Nerve and Tendons

달리기 선수와 지구력 운동선수는 종아리 손상을 흔하게 당한다. 레슬링, 풋볼, 럭비 및 축구 등과 같은 접촉 스포츠가 종아리 손상의 위험을 증가시킨다. 가장 흔한 종아리 진단은 스트레스 골절, 안쪽정강뼈막염(shin splint), 만성 구획증후군 및 오금동맥포획 증후군 등이다.

제 8 장

가쪽면

앞면

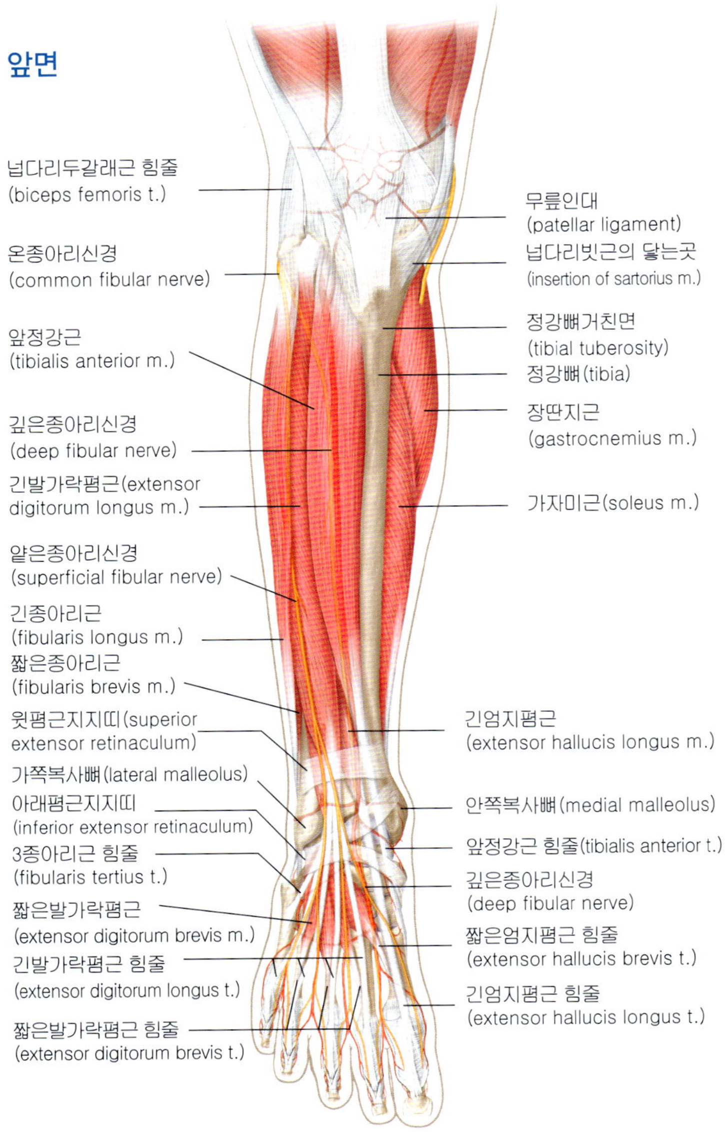

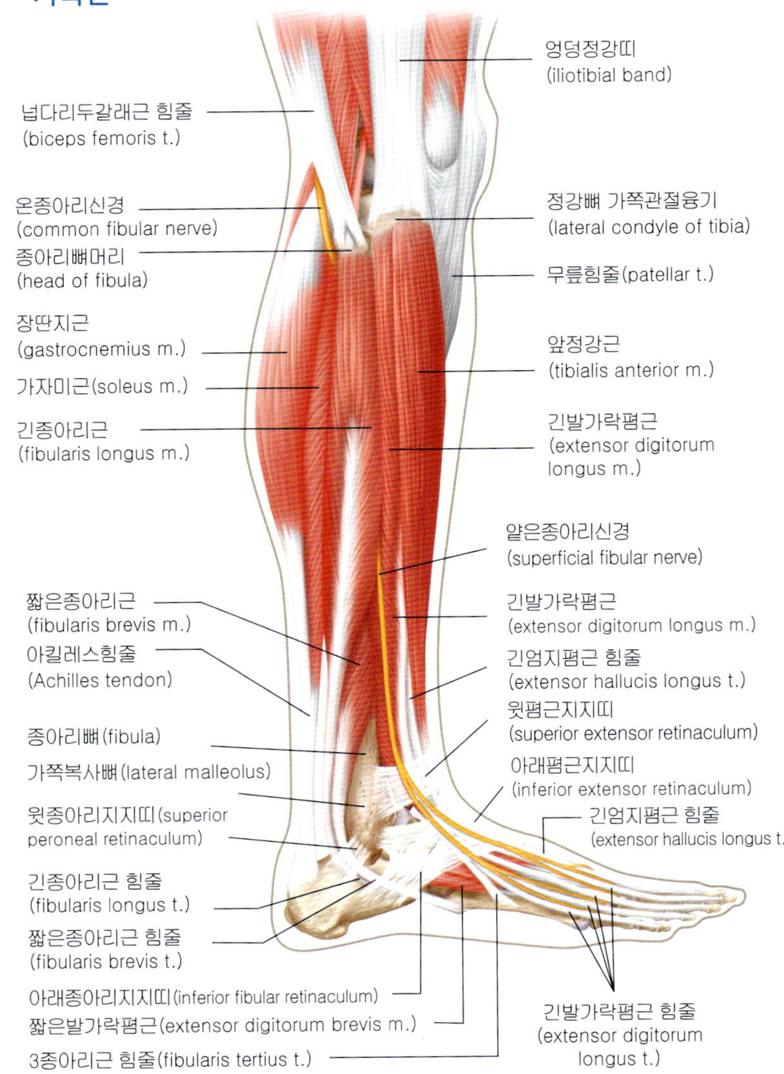

오른쪽 종아리의 가로면

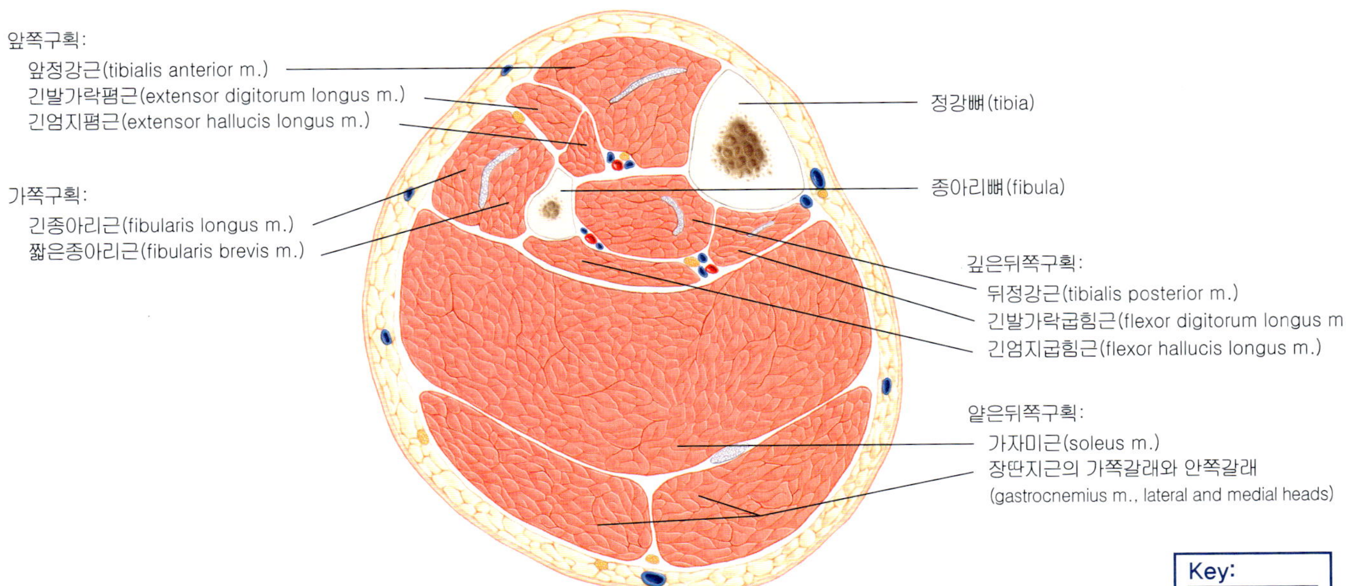

Key:
m. – muscle
t. – tendon

안쪽 정강뼈뼈막염 (Shin Splint)

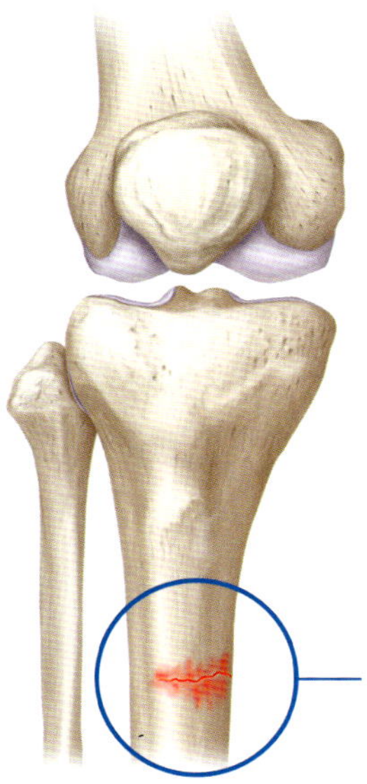

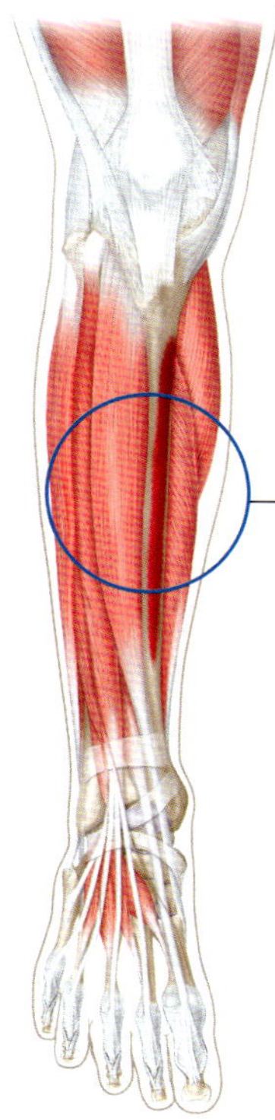

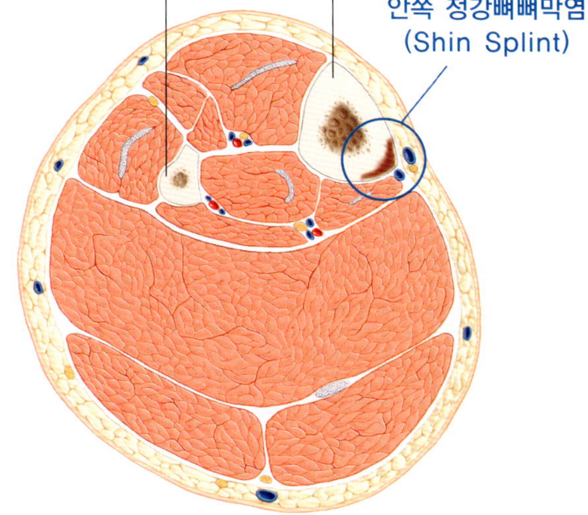

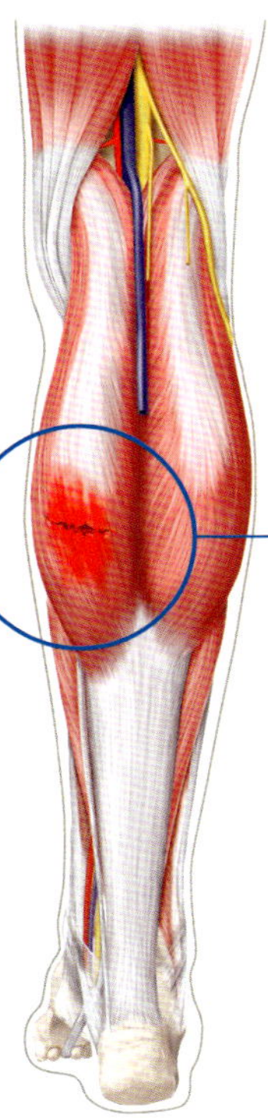

구획증후군(앞쪽구획)

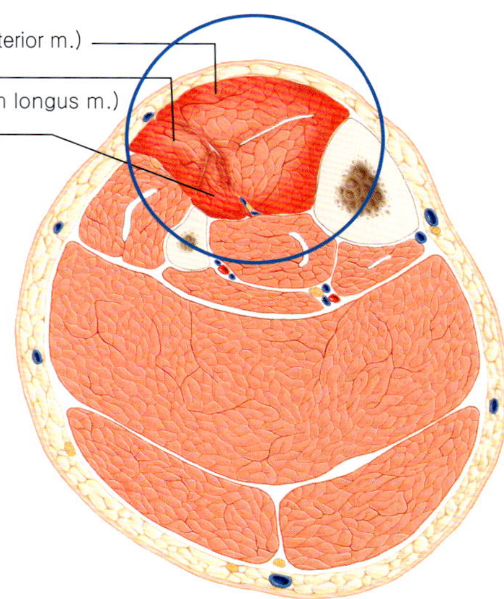

오금동맥 포획

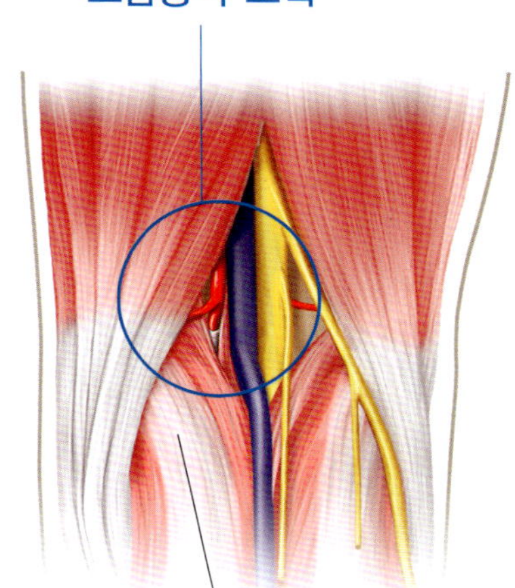

Key:
m. – 근육

손상 기전(Mechanism of Injury)

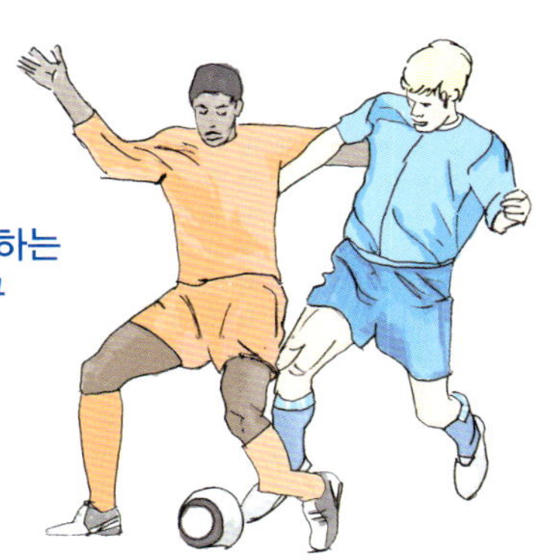

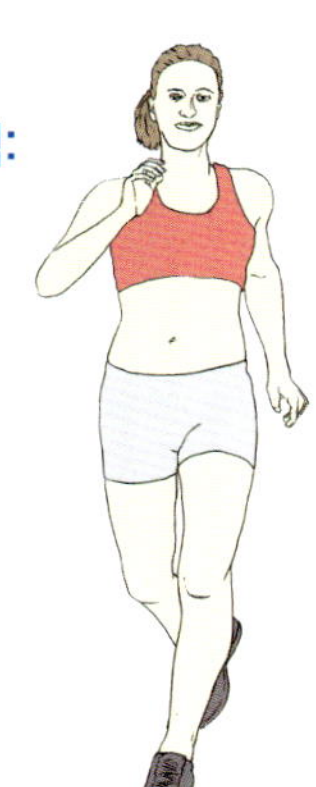

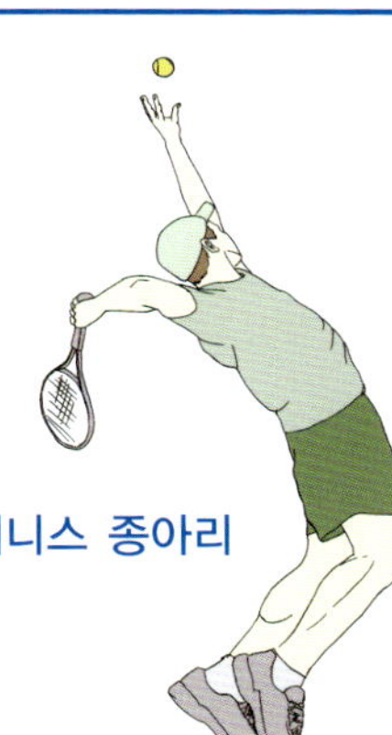

Ankle and Foot
발목과 발

운동활동의 기반

/ The Base of Motor Activities

발목과 발은 체중을 견뎌낼 수 있을 만큼 충분히 강하고, 단거리 달리기 선수가 출발판을 밀거나, 다이버가 다이빙 보드 위에서 바운딩하거나, 혹은 체조선수가 지면에 착지할 때와 같은, 모든 스포츠 활동의 기반이 된다. 정확한 손상 진단은 난해한 발과 발목의 해부학에 대한 철저한 지식에 의해 결정된다.

제 9 장

앞면

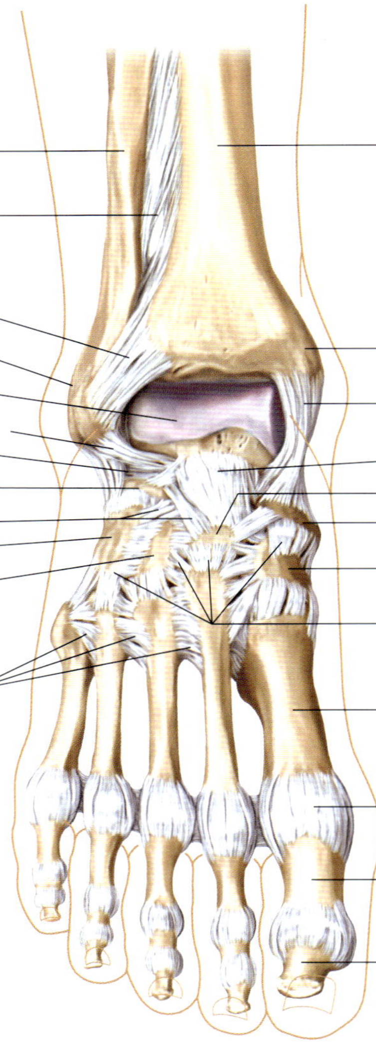
종아리뼈(fibula)
정강뼈(tibia)
뼈사이막(interosseous membrane)
앞정강종아리인대(anterior tibiofibular l.)
가쪽복사뼈(lateral malleolus)
안쪽복사뼈(medial malleolus)
목말뼈(talus)
앞목말종아리인대(anterior talofibular l.)
삼각인대(deltoid l.)
발꿈치종아리인대(calcaneofibular l.)
등쪽목말발배인대(dorsal talonavicular l.)
발꿈치뼈(calcaneus)
중간쐐기뼈(intermediate cuneiform)
두갈래인대(bifurcate l.)
발배뼈(navicular)
입방뼈(cuboid)
가쪽쐐기뼈(lateral cuneiform)
안쪽쐐기뼈(medial cuneiform)
등쪽발목인대(dorsal tarsal ll.)
등쪽발허리인대
(dorsal metatarsal ll.)
1번 발허리뼈(1st metatarsal)
발허리발가락 관절주머니
(metatarso–phalangeal joint capsule)
몸쪽발가락(proximal phalanx)
먼쪽발가락(distal phalanx)

가쪽면

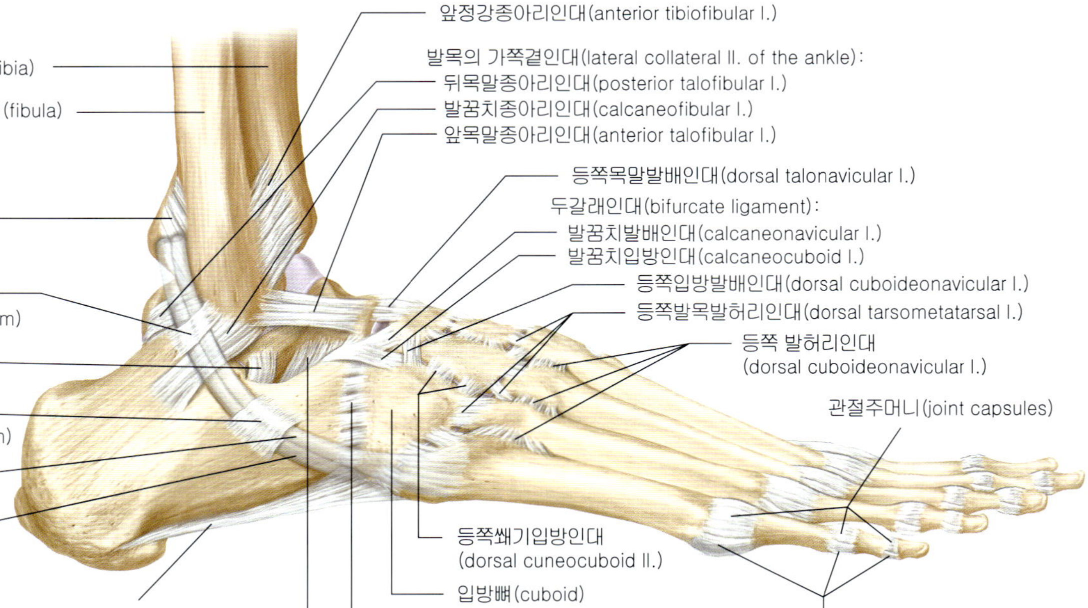
앞정강종아리인대(anterior tibiofibular l.)
정강뼈(tibia)
발목의 가쪽곁인대(lateral collateral ll. of the ankle):
뒤목말종아리인대(posterior talofibular l.)
종아리뼈(fibula)
발꿈치종아리인대(calcaneofibular l.)
앞목말종아리인대(anterior talofibular l.)
등쪽목말발배인대(dorsal talonavicular l.)
뒤정강종아리인대
(posterior tibiofibular l.)
두갈래인대(bifurcate ligament):
발꿈치발배인대(calcaneonavicular l.)
발꿈치입방인대(calcaneocuboid l.)
등쪽입방발배인대(dorsal cuboideonavicular l.)
윗종아리지지띠
(superior fibular retinaculum)
등쪽발목발허리인대(dorsal tarsometatarsal l.)
등쪽 발허리인대
(dorsal cuboideonavicular l.)
가쪽목말발꿈치인대
(lateral talocalcaneal l.)
관절주머니(joint capsules)
아래종아리지지띠
(inferior fibular retinaculum)
짧은종아리근 힘줄
(fibularis brevis tendon)
긴종아리근 힘줄
(fibularis longus tendon)
등쪽쐐기입방인대
(dorsal cuneocuboid ll.)
입방뼈(cuboid)
긴발바닥인대(long plantar l.)
등쪽발꿈치입방인대
(dorsal calcaneocuboid ll.)
곁인대(collateral ll.)
뼈사이목말발꿈치인대
(interosseous talocalcaneal l.)
Key:
l. –ligament
ll. –ligaments

발목 손상(성인)

인대삠; 일반

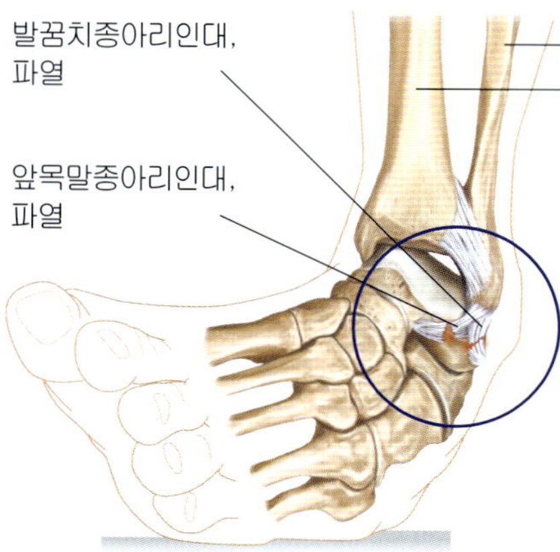

등쪽충돌증후군

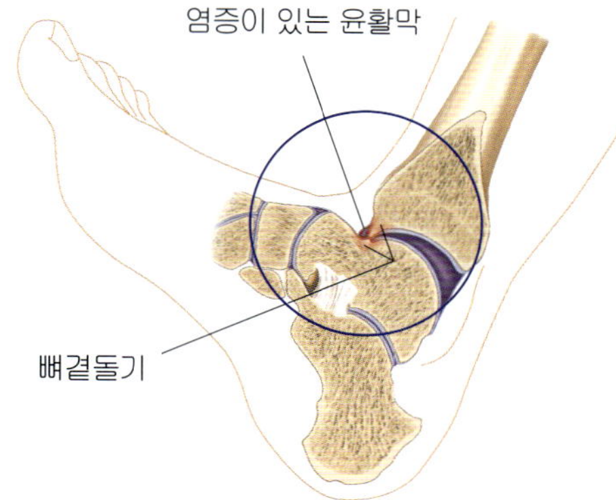

인대삠, 높은 발목

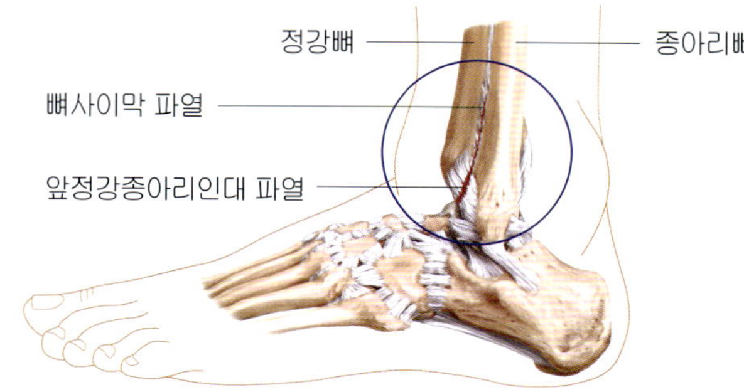

발목골절

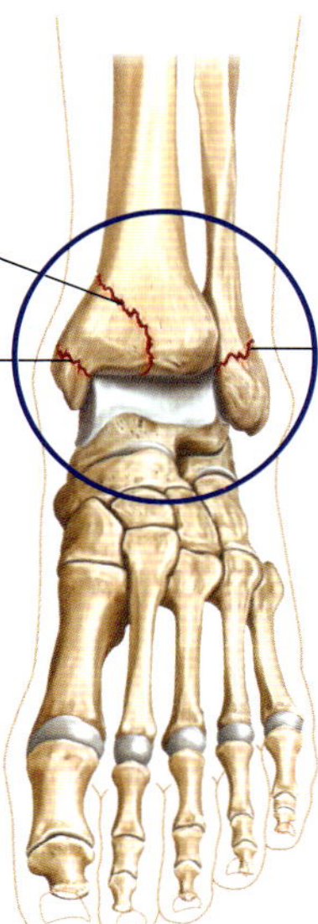

목말뼈의 뼈연골성 질환

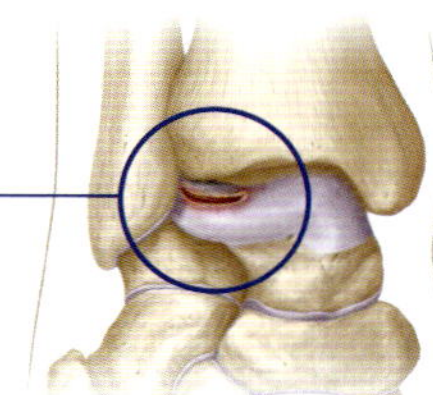

목말뼈골절

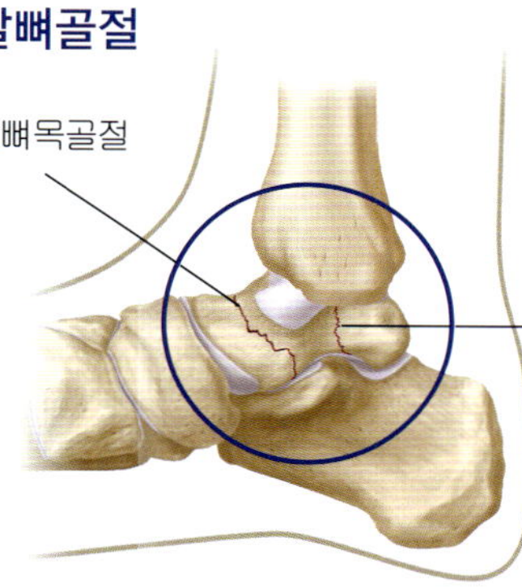

발목골절: Maisonneuve

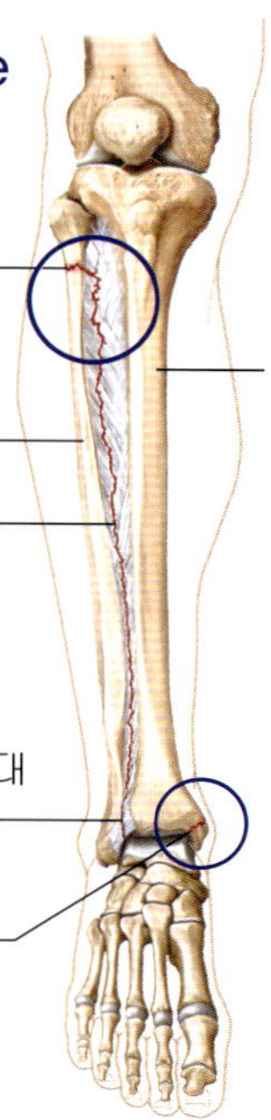

움직임(Movements)

손상 기전(Mechanism of Injury)

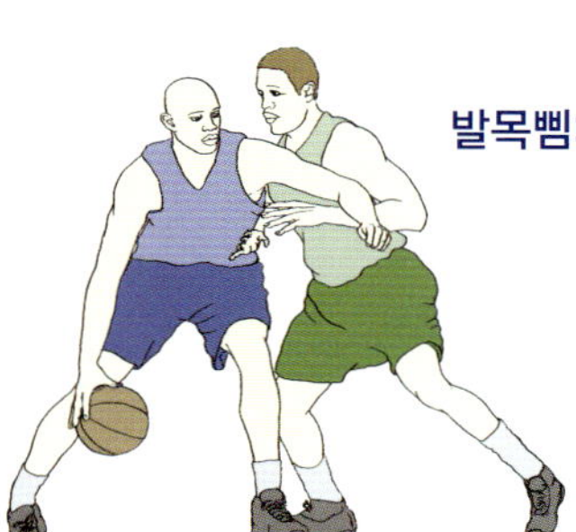

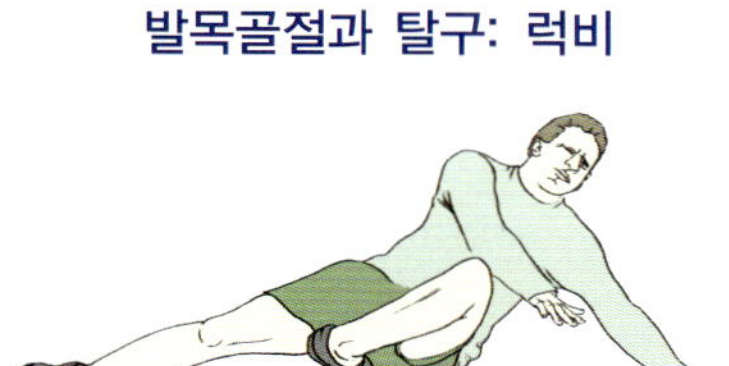

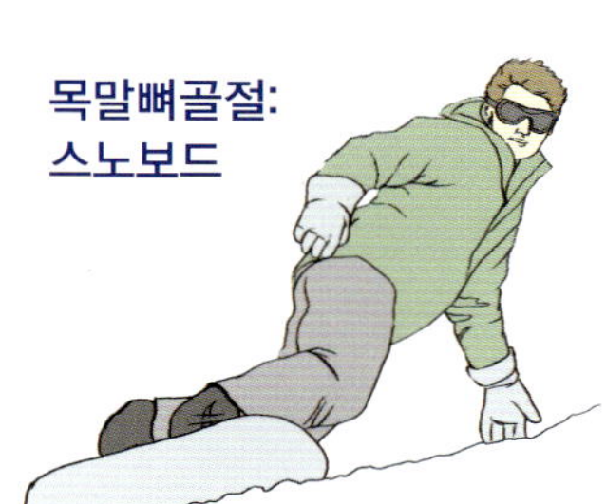

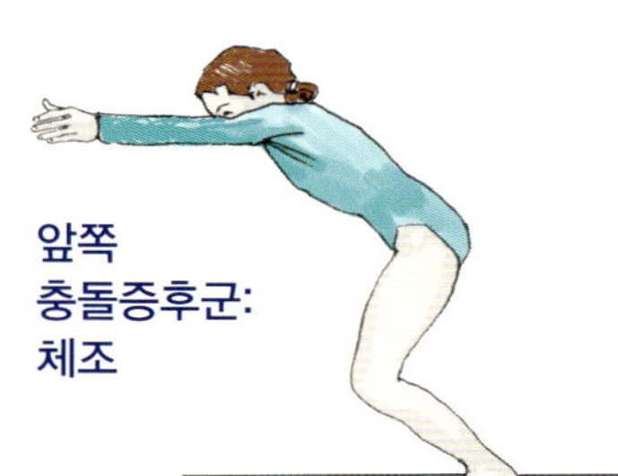

해부학 – 성장판과 뼈되기 지점

먼쪽 정강뼈와 종아리뼈의 앞면

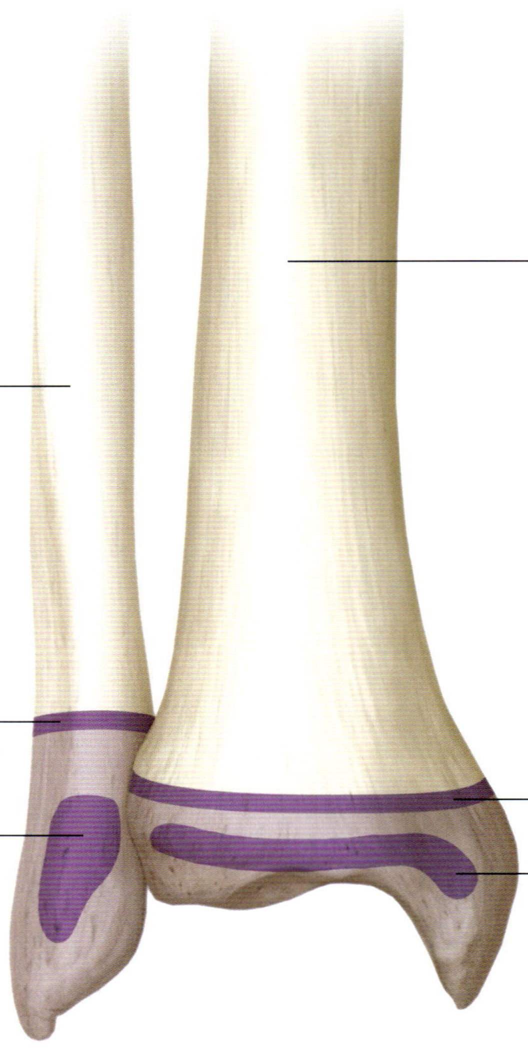

Key:
A – Appears
F – Fuses

Salter Harris 골절
Type Ⅰ

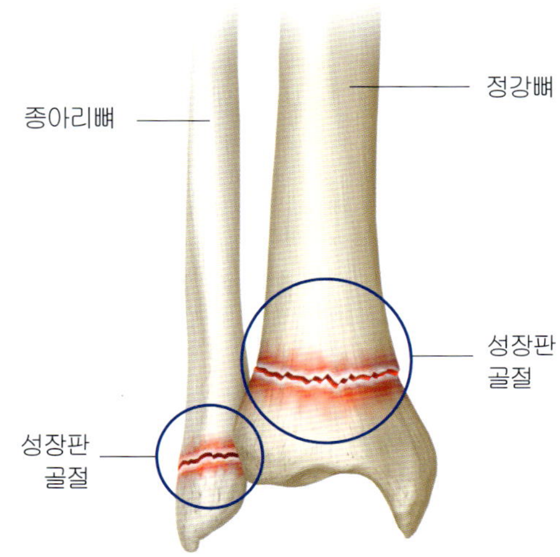

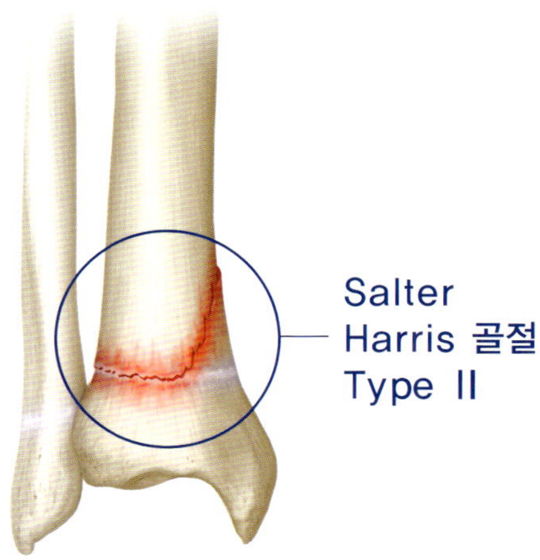

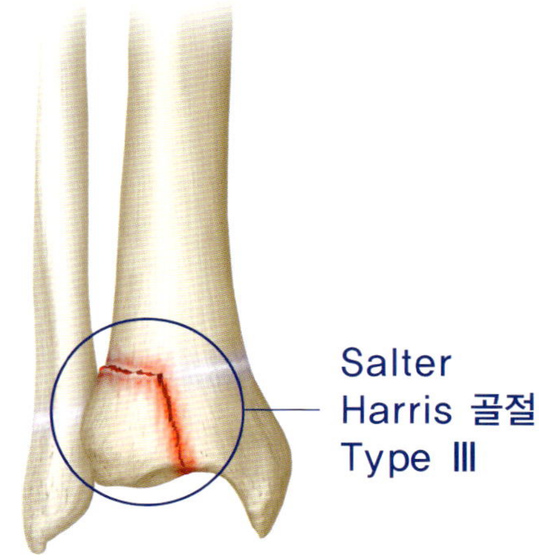

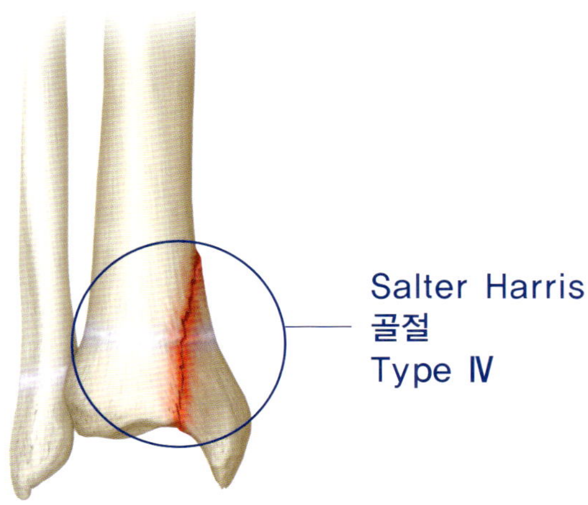

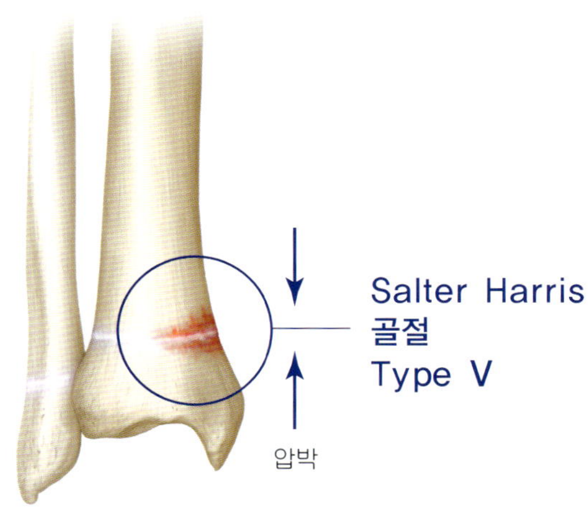

움직임(Movements)

손상 기전(Mechanism of Injury)

손상기전이 성인과 같다고 하나, 아동의 경우는 인대나 뼈 몸통에서는 골절이 잘 일어나지 않고, 뼈끝단에서 손상이 잘 발생한다.

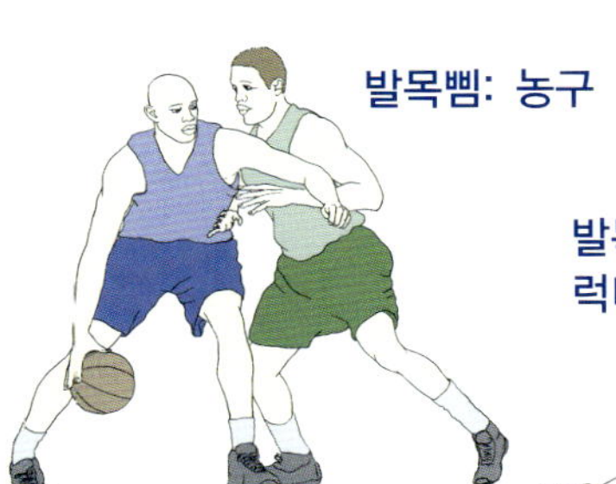

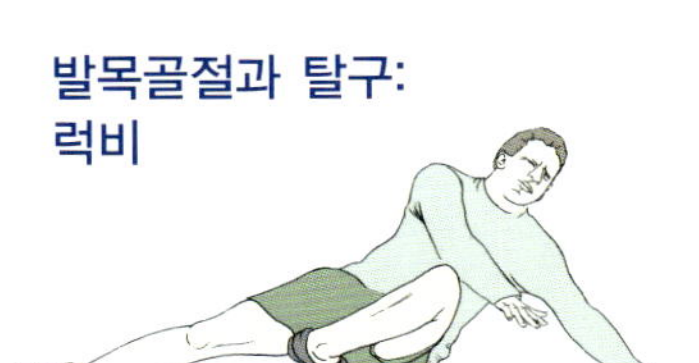

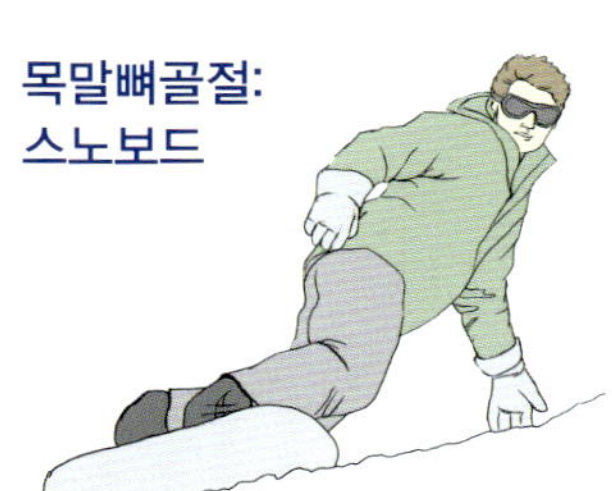

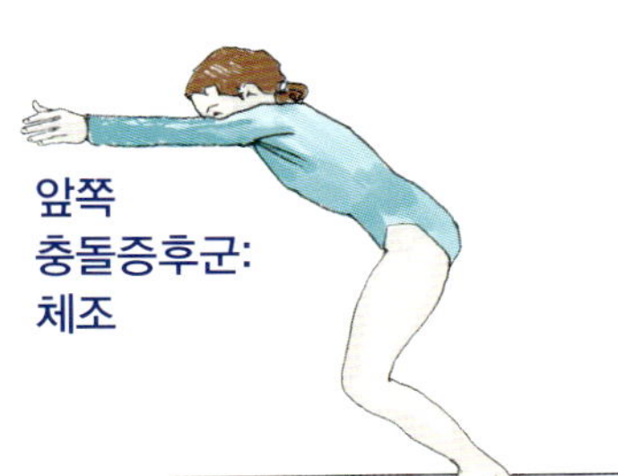

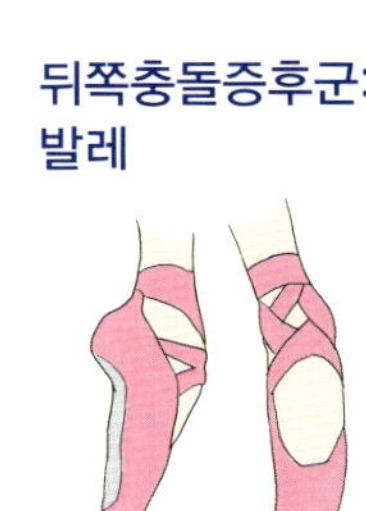

발목과 발 —— 해부학

안쪽면

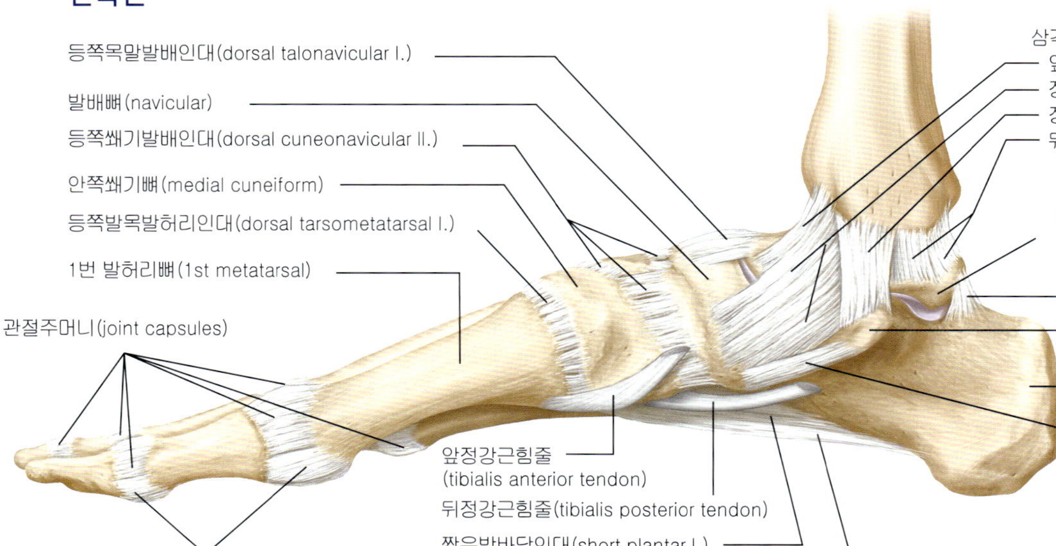

발의 뼈되기 중심

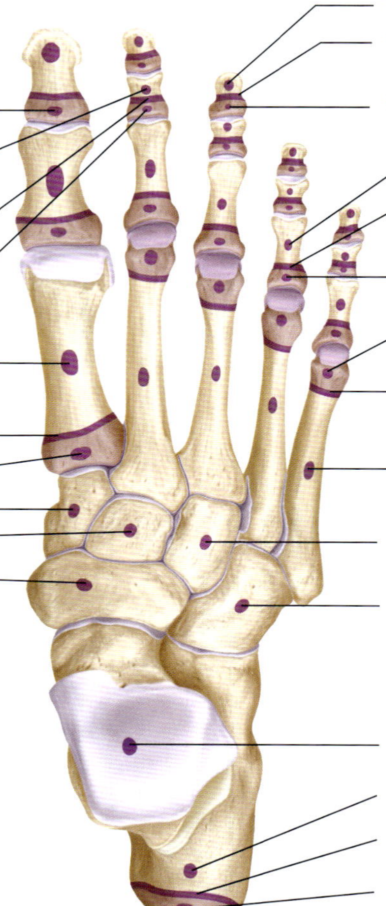

Key:
A – Appears
F – Fuses
l. – ligament
ll. – ligaments

가쪽면

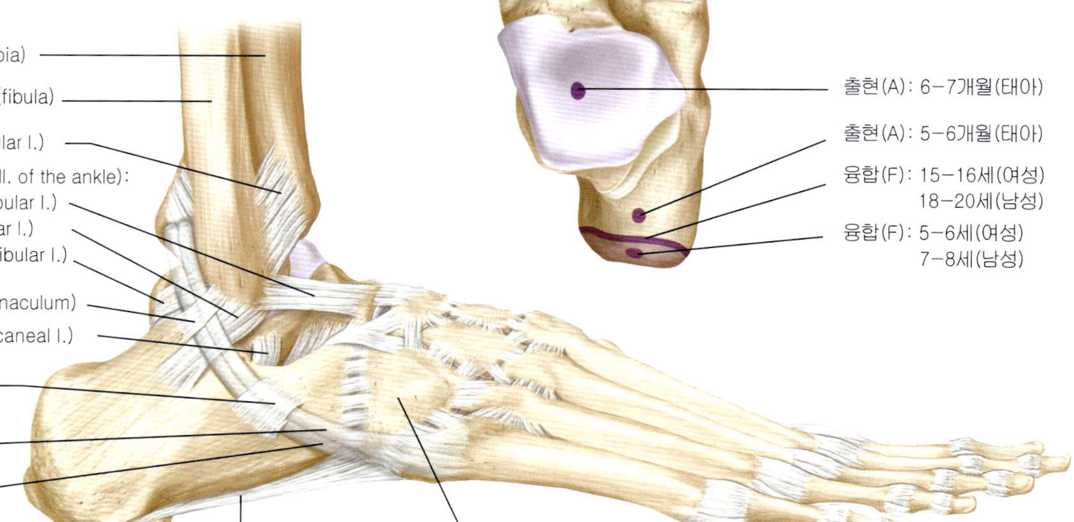

발뒤부 손상(아동과 성인)

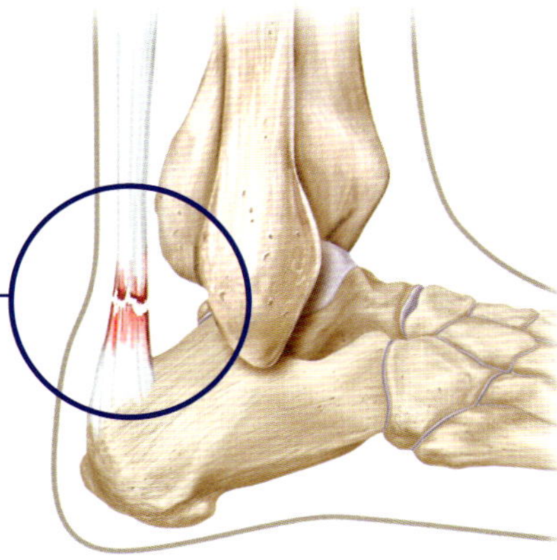

발목굴,
발꿈치뼈골절,
발바닥널힘줄염

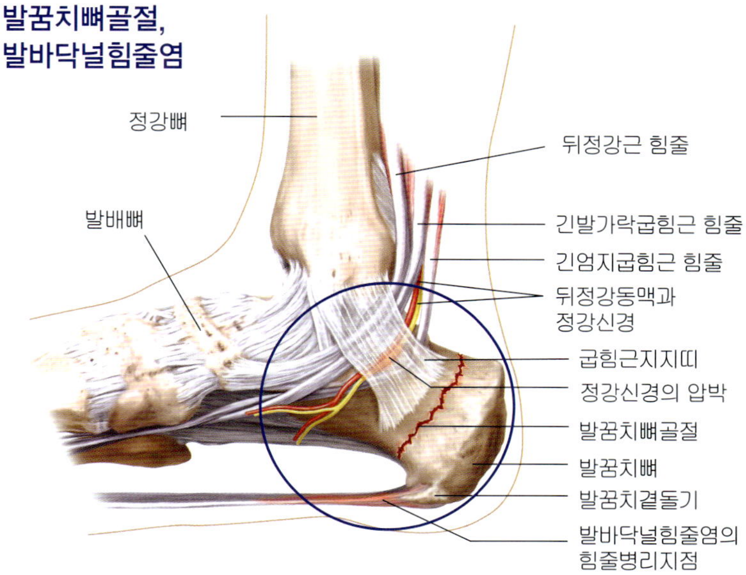

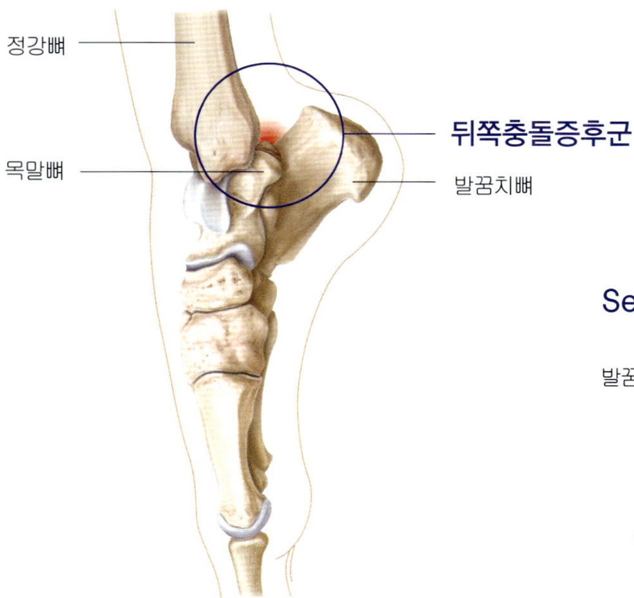

Sever 질환: 아동의 발꿈치성장판염

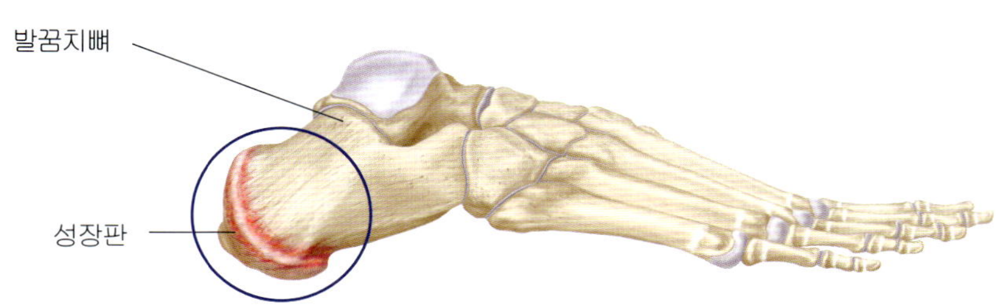

움직임(Movements)

손상 기전(Mechanism of Injury)

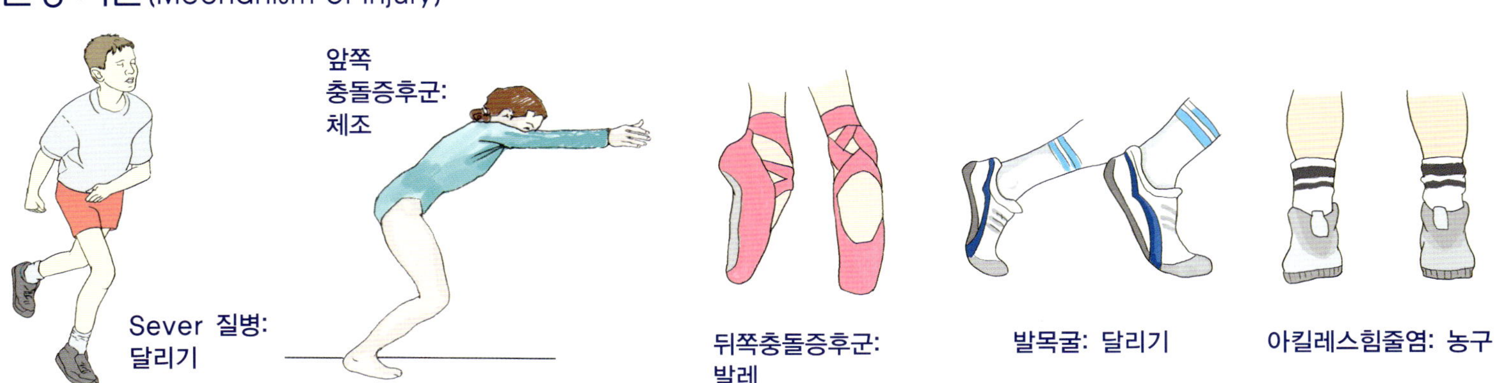

앞면

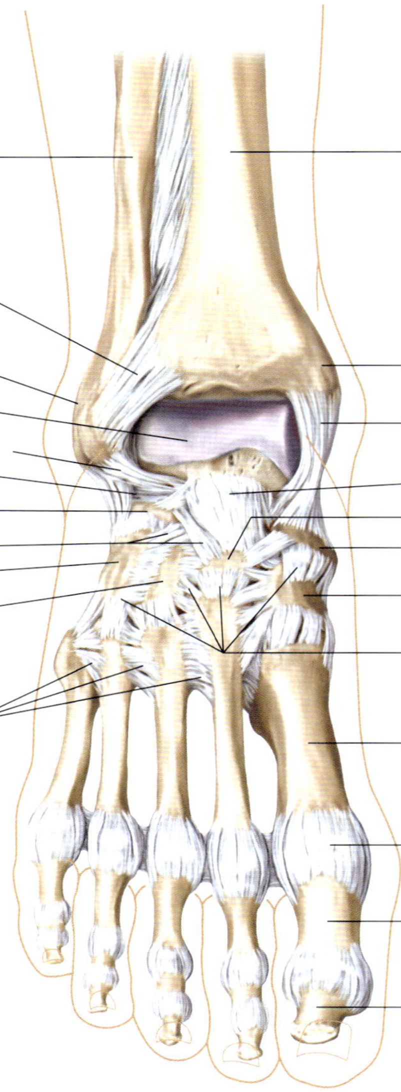

안쪽면

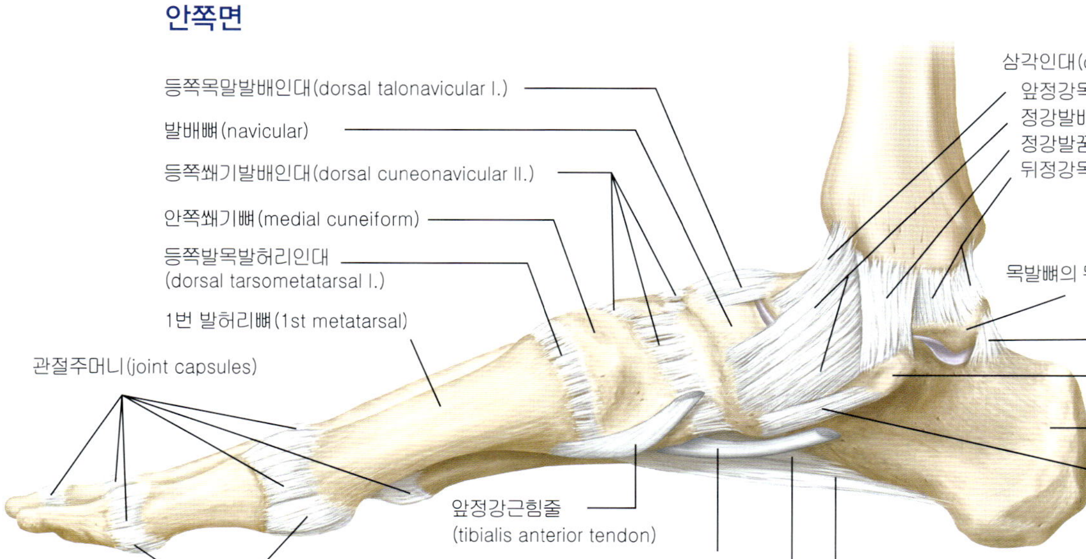

Key:
l. –ligament
ll. –ligaments

발앞부와 발중간부의 손상

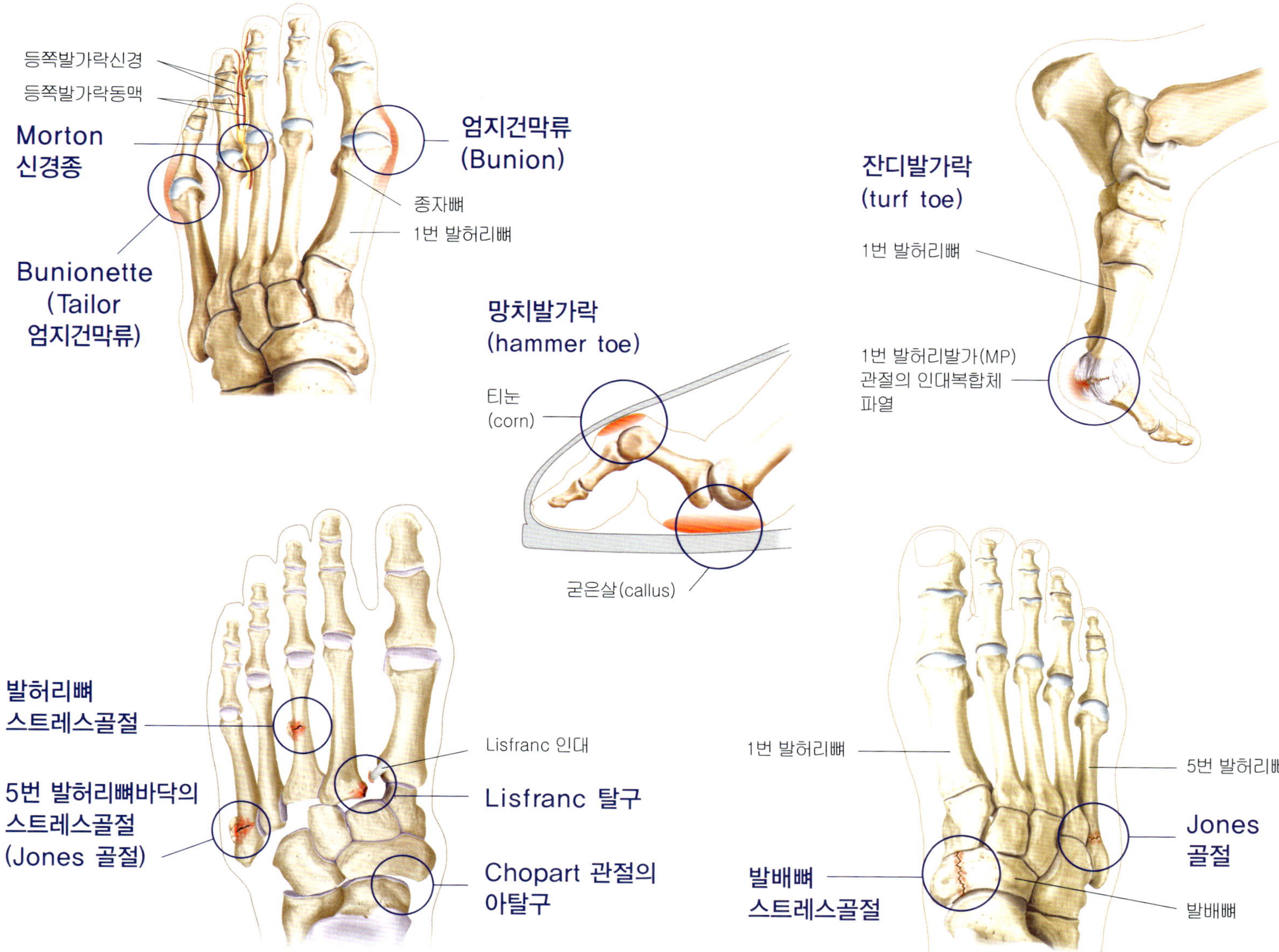

움직임(Movements)

손상 기전(Mechanism of Injury)

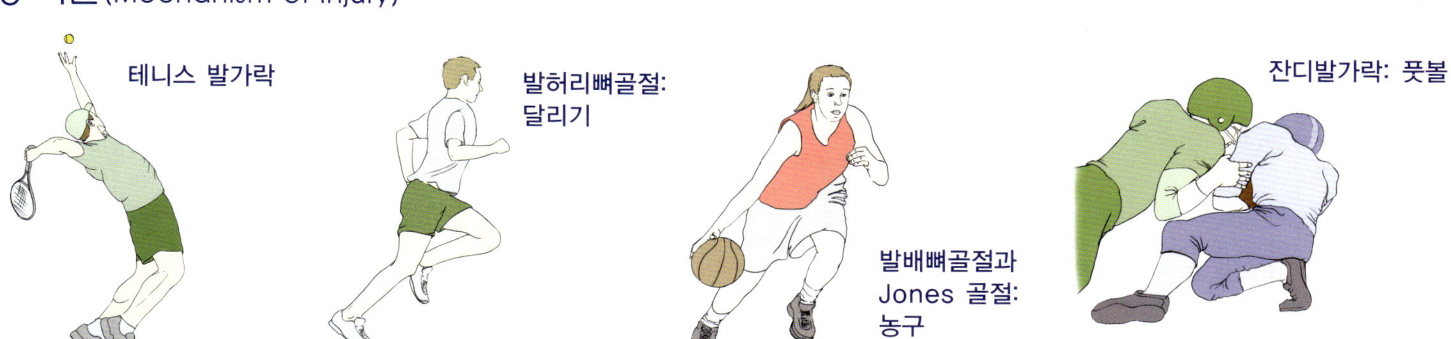

Lateral View

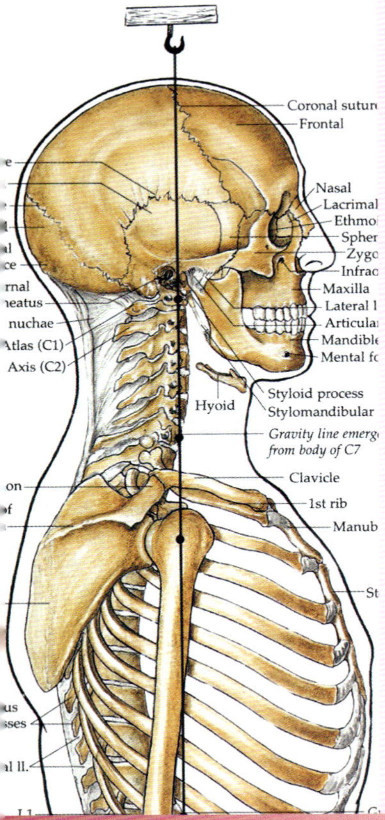

해부학 차트 Anatomical Charts

Anterior View

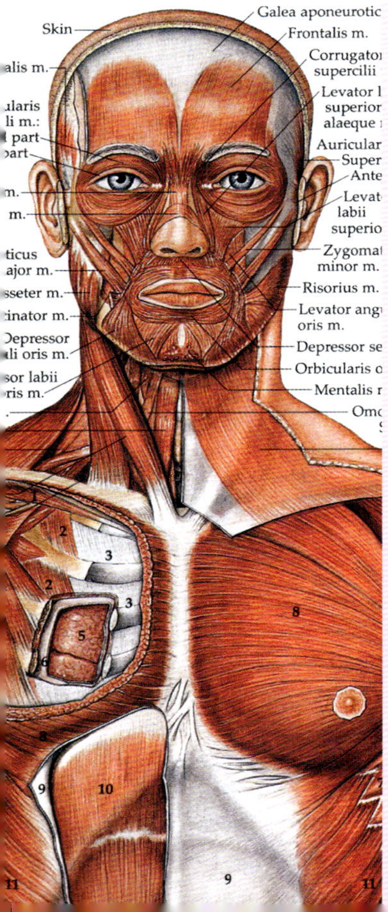

각 부분들의 합

/ The Sum of the Parts

신체 전체의 작용을 이해하지 못하고서는 신체 한 부분에 대한 연구를 제대로 할 수 없다. 이들 해부학 차트는 여러 신체 계통을 상세히 보여주고 있고, 동시에 신체의 구조, 기전 및 능력에 대한 폭넓은 관점을 제공하고 있다.

제 10 장

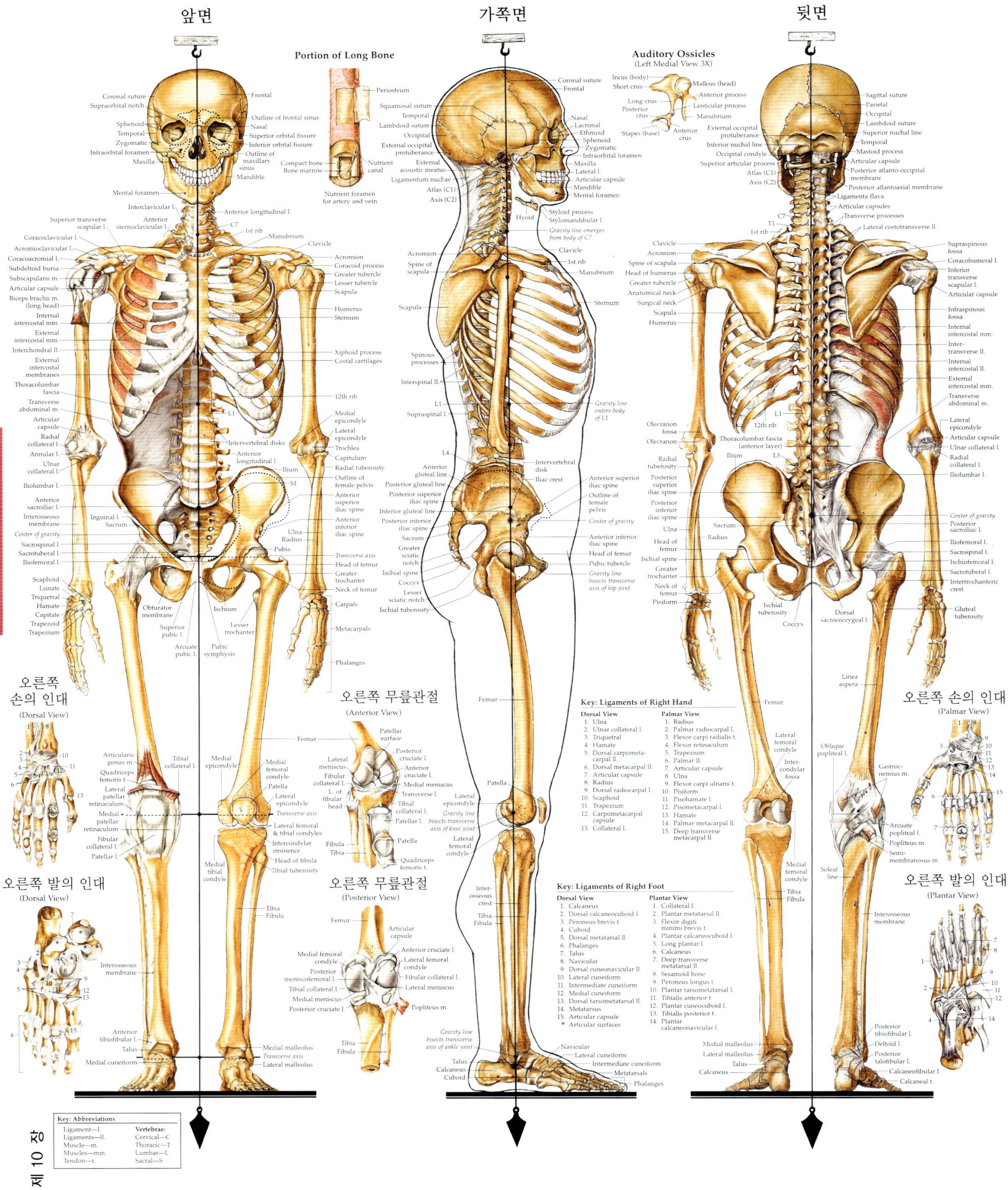

앞면
가쪽면
뒷면
Portion of Long Bone
Periosteum
Compact bone
Bone marrow
Nutrient canal
Nutrient foramen for artery and vein
Auditory Ossicles
(Left Medial View 3X)
Incus (body)
Short crus
Long crus
Posterior crus
Malleus (head)
Anterior process
Lenticular process
Manubrium
Stapes (base)
Anterior crus
Coronal suture
Supraorbital notch
Sphenoid
Temporal
Zygomatic
Infraorbital foramen
Maxilla
Frontal
Outline of frontal sinus
Nasal
Superior orbital fissure
Inferior orbital fissure
Outline of maxillary sinus
Mandible
Mental foramen
Interclavicular l.
Anterior sternoclavicular l.
Superior transverse scapular l.
Anterior longitudinal l.
C7
1st rib
Manubrium
Clavicle
Coracoclavicular l.
Acromioclavicular l.
Coracoacromial l.
Subdeltoid bursa
Subscapularis m.
Articular capsule
Biceps brachii m. (long head)
Internal intercostal mm.
External intercostal mm.
Interchondral ll.
External intercostal membranes
Thoracolumbar fascia
Transverse abdominal m.
Articular capsule
Radial collateral l.
Annular l.
Ulnar collateral l.
Iliolumbar l.
Anterior sacroiliac l.
Interosseous membrane
Center of gravity
Sacrospinal l.
Sacrotuberal l.
Iliofemoral l.
Acromion
Coracoid process
Greater tubercle
Lesser tubercle
Scapula
Humerus
Sternum
Xiphoid process
Costal cartilages
12th rib
L1
Intervertebral disks
Anterior longitudinal l.
Ilium
S1
Inguinal l.
Sacrum
Ulna
Radius
Pubis
Medial epicondyle
Lateral epicondyle
Trochlea
Capitulum
Radial tuberosity
Outline of female pelvis
Anterior superior iliac spine
Anterior inferior iliac spine
Transverse axis
Head of femur
Greater trochanter
Neck of femur
Carpals
Metacarpals
Phalanges
Scaphoid
Lunate
Triquetral
Hamate
Capitate
Trapezoid
Trapezium
Obturator membrane
Ischium
Superior pubic l.
Lesser trochanter
Arcuate pubic l.
Pubic symphysis
Coronal suture
Frontal
Squamosal suture
Temporal
Lambdoid suture
Occipital
External occipital protuberance
External acoustic meatus
Ligamentum nuchae
Atlas (C1)
Axis (C2)
Nasal
Lacrimal
Ethmoid
Sphenoid
Zygomatic
Infraorbital foramen
Maxilla
Lateral l.
Articular capsule
Mandible
Mental foramen
Hyoid
Styloid process
Stylomandibular l.
Gravity line emerges from body of C7
Clavicle
1st rib
Manubrium
Acromion
Spine of scapula
Scapula
Sternum
Spinous processes
Interspinal ll.
L1
Supraspinal l.
Gravity line enters body of L1
L4
Intervertebral disk
Iliac crest
Anterior gluteal line
Posterior gluteal line
Posterior superior iliac spine
Inferior gluteal line
Posterior inferior iliac spine
Sacrum
Greater sciatic notch
Ischial spine
Coccyx
Lesser sciatic notch
Ischial tuberosity
Anterior superior iliac spine
Outline of female pelvis
Center of gravity
Anterior inferior iliac spine
Head of femur
Pubic tubercle
Gravity line bisects transverse axis of hip joint
Sagittal suture
Parietal
Occipital
Lambdoid suture
Superior nuchal line
Temporal
Mastoid process
Articular capsule
Posterior atlanto-occipital membrane
Posterior atlantoaxial membrane
External occipital protuberance
Inferior nuchal line
Occipital condyle
Superior articular process
Atlas (C1)
Axis (C2)
Ligamenta flava
Articular capsules
Transverse processes
C7
T1
1st rib
Lateral costotransverse ll.
Clavicle
Acromion
Spine of scapula
Head of humerus
Greater tubercle
Anatomical neck
Surgical neck
Scapula
Humerus
Supraspinous fossa
Coracohumeral l.
Inferior transverse scapular l.
Articular capsule
Infraspinous fossa
Internal intercostal mm.
Inter-transverse ll.
Internal intercostal ll.
External intercostal mm.
Transverse abdominal m.
L1
12th rib
Olecranon fossa
Olecranon
Thoracolumbar fascia (anterior layer)
Ilium
L5
Radial tuberosity
Posterior superior iliac spine
Posterior inferior iliac spine
Ulna
Sacrum
Radius
Head of femur
Ischial spine
Greater trochanter
Neck of femur
Pisiform
Ischial tuberosity
Coccyx
Dorsal sacrococcygeal l.
Lateral epicondyle
Articular capsule
Ulnar collateral l.
Radial collateral l.
Iliolumbar l.
Center of gravity
Posterior sacroiliac l.
Iliofemoral l.
Sacrospinal l.
Ischiofemoral l.
Sacrotuberal l.
Intertrochanteric crest
Gluteal tuberosity
Linea aspera
오른쪽 손의 인대
(Dorsal View)
오른쪽 무릎관절
(Anterior View)
Femur
Articularis genus m.
Quadriceps femoris t.
Lateral patellar retinaculum
Medial patellar retinaculum
Fibular collateral l.
Patellar l.
Tibial collateral l.
Medial epicondyle
Medial femoral condyle
Patella
Lateral epicondyle
Transverse axis
Lateral femoral & tibial condyles
Intercondylar eminence
Head of fibula
Tibial tuberosity
Medial tibial condyle
Patellar surface
Posterior cruciate l.
Anterior cruciate l.
Lateral meniscus
Fibular collateral l.
L. of fibular head
Medial meniscus
Transverse l.
Tibial collateral l.
Patellar l.
Patella
Fibula
Tibia
Quadriceps femoris t.
Lateral epicondyle
Gravity line bisects transverse axis of knee joint
Lateral femoral condyle
Femur
Patella
Inter-osseous crest
Tibia
Fibula
오른쪽 발의 인대
(Dorsal View)
Interosseous membrane
Anterior tibiofibular l.
Talus
Medial cuneiform
Tibia
Fibula
Medial malleolus
Transverse axis
Lateral malleolus
오른쪽 무릎관절
(Posterior View)
Femur
Articular capsule
Medial femoral condyle
Posterior meniscofemoral l.
Tibial collateral l.
Medial meniscus
Posterior cruciate l.
Anterior cruciate l.
Lateral femoral condyle
Fibular collateral l.
Lateral meniscus
Popliteus m.
Tibia
Fibula
Gravity line bisects transverse axis of ankle joint
Talus
Calcaneus
Cuboid
Navicular
Lateral cuneiform
Intermediate cuneiform
Metatarsals
Phalanges
Key: Ligaments of Right Hand
Dorsal View
1. Ulna
2. Ulnar collateral l.
3. Triquetral
4. Hamate
5. Dorsal carpometacarpal ll.
6. Dorsal metacarpal ll.
7. Articular capsule
8. Radius
9. Dorsal radiocarpal l.
10. Scaphoid
11. Trapezium
12. Carpometacarpal capsule
13. Collateral l.
Palmar View
1. Radius
2. Palmar radiocarpal l.
3. Flexor carpi radialis t.
4. Flexor retinaculum
5. Trapezium
6. Palmar ll.
7. Articular capsule
8. Ulna
9. Flexor carpi ulnaris t.
10. Pisiform
11. Pisohamate l.
12. Pisometacarpal l.
13. Hamate
14. Palmar metacarpal ll.
15. Deep transverse metacarpal ll.
Key: Ligaments of Right Foot
Dorsal View
1. Calcaneus
2. Dorsal calcaneocuboid l.
3. Peroneus brevis t.
4. Cuboid
5. Dorsal metatarsal ll.
6. Phalanges
7. Talus
8. Navicular
9. Dorsal cuneonavicular ll.
10. Lateral cuneiform
11. Intermediate cuneiform
12. Medial cuneiform
13. Dorsal tarsometatarsal ll.
14. Metatarsus
15. Articular capsule
* Articular surfaces
Plantar View
1. Collateral l.
2. Plantar metatarsal ll.
3. Flexor digiti minimi brevis t.
4. Plantar calcaneocuboid l.
5. Long plantar l.
6. Calcaneus
7. Deep transverse metatarsal ll.
8. Sesamoid bone
9. Peroneus longus t.
10. Plantar tarsometatarsal l.
11. Tibialis anterior t.
12. Plantar cuneocuboid l.
13. Tibialis posterior t.
14. Plantar calcaneonavicular l.
Femur
Lateral femoral condyle
Inter-condylar fossa
Oblique popliteal l.
Gastrocnemius m.
Arcuate popliteal l.
Popliteus m.
Semi-membranosus m.
Medial femoral condyle
Soleal line
Tibia
Fibula
Interosseous membrane
Medial malleolus
Lateral malleolus
Talus
Calcaneus
Posterior tibiofibular l.
Deltoid l.
Posterior talofibular l.
Calcaneofibular l.
Calcaneal t.
오른쪽 손의 인대
(Palmar View)
오른쪽 발의 인대
(Plantar View)
Key: Abbreviations
Ligament—l.
Ligaments—ll.
Muscle—m.
Muscles—mm.
Tendon—t.
Vertebrae:
Cervical—C
Thoracic—T
Lumbar—L
Sacral—S

앞면

Key: Anterior Torso

1. Subclavius m.
2. External intercostal mm.
3. External intercostal membranes
4. Pectoralis minor m.
5. Lung
6. Pleura
7. Serratus anterior m.
8. Pectoralis major m.
9. Rectus sheath (anterior layer)
10. Rectus abdominis m.
11. External abdominal oblique m.
12. Internal abdominal oblique m.
13. Transversus abdominis m.
14. Transversalis fascia
15. Preperitoneal tissue
16. Peritoneum
17. Large intestine
18. Rectus sheath (posterior layer)
19. Arcuate line
20. Deep inguinal ring
21. Interfoveolar m.
22. Pyramidalis m.
23. Inguinal l.
24. Cremaster m.
25. Linea alba
26. Aponeurosis of external abdominal oblique m.
27. Superficial fascia
28. Intercrural fibers
29. Superficial inguinal ring
30. Spermatic cord

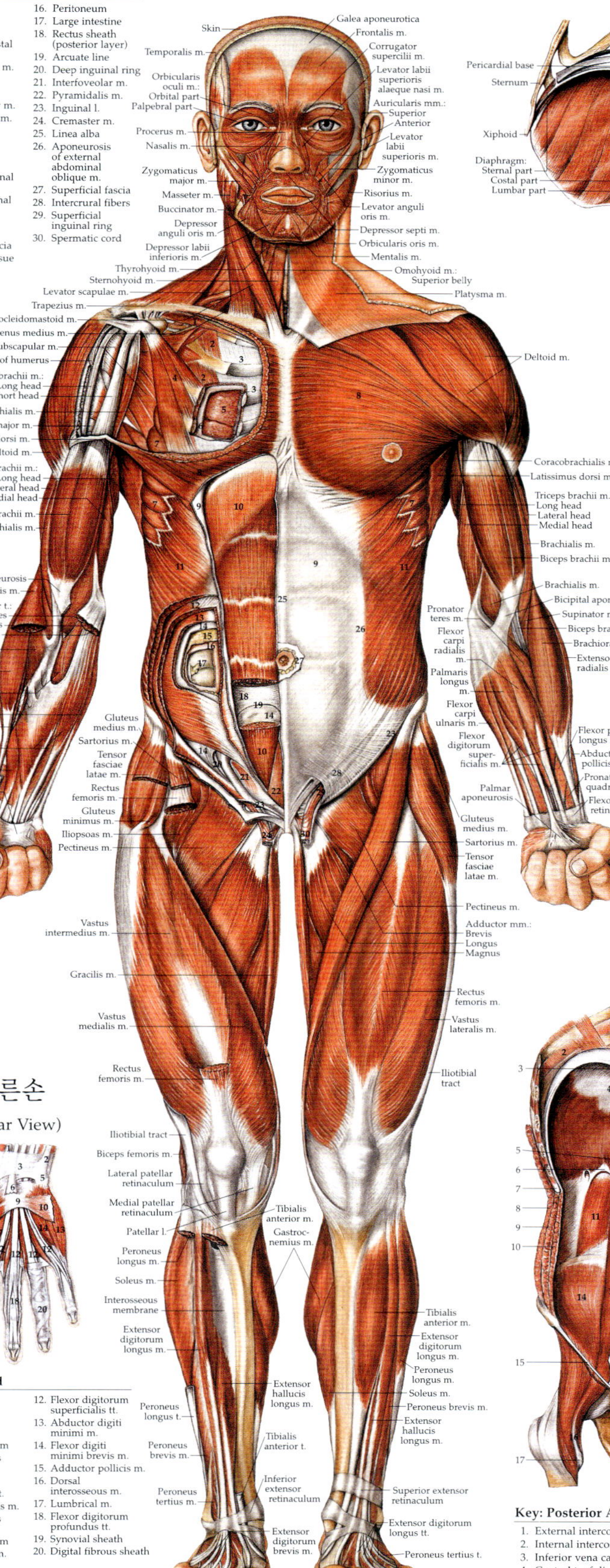

오른손

(Palmar View)

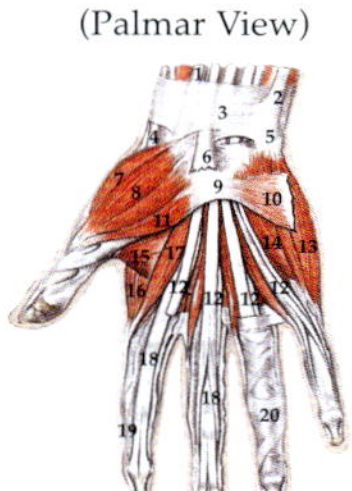

Key: Right Hand

1. Flexor carpi radialis t.
2. Flexor carpi ulnaris t.
3. Flexor retinaculum
4. Abductor pollicis longus t.
5. Palmaris longus t.
6. Pisiform
7. Opponens pollicis m.
8. Abductor pollicis brevis m.
9. Flexor retinaculum
10. Palmaris brevis m.
11. Flexor pollicis brevis m.
12. Flexor digitorum superficialis tt.
13. Abductor digiti minimi m.
14. Flexor digiti minimi brevis m.
15. Adductor pollicis m.
16. Dorsal interosseous m.
17. Lumbrical m.
18. Flexor digitorum profundus tt.
19. Synovial sheath
20. Digital fibrous sheath

Key: Abbreviations

Ligament—l.	**Vertebrae:**
Ligaments—ll.	Cervical—C
Muscle—m.	Thoracic—T
Muscles—mm.	Lumbar—L
Tendon—t.	
Tendons—tt.	

가로막의 오른쪽 절반

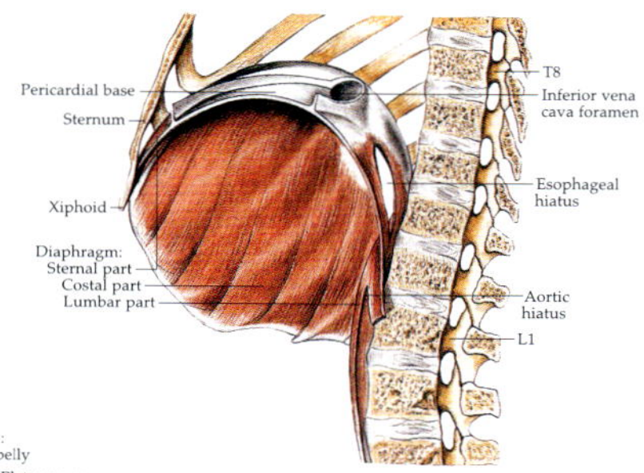

뒷면

Key: Posterior Torso

1. Trapezius m.
2. Spine of C7
3. Rhomboid major m.
4. Latissimus dorsi m.
5. Spine of T12
6. Thoracolumbar fascia
7. External abdominal oblique m.
8. Internal abdominal oblique m.
9. Splenius cervicis m.
10. Serratus posterior superior m.
11. Rhomboid minor m.
12. Erector spinae mm.:
13. Spinalis thoracis m.
14. Longissimus thoracis m.
15. Iliocostalis lumborum m.
16. Serratus anterior m.
17. Serratus posterior inferior m.
18. External intercostal m.
19. 12th rib
20. Thoracolumbar fascia (removed)
21. Gluteus medius m.
22. Tensor fasciae latae m.
23. Gluteus maximus m.
24. Greater trochanter
25. Iliac crest
26. Gluteus minimus m.
27. Piriformis m.
28. Superior gemellus m.
29. Obturator internus m.
30. Sacrotuberal l.
31. Inferior gemellus m.
32. Obturator externus m.
33. Quadratus femoris m.

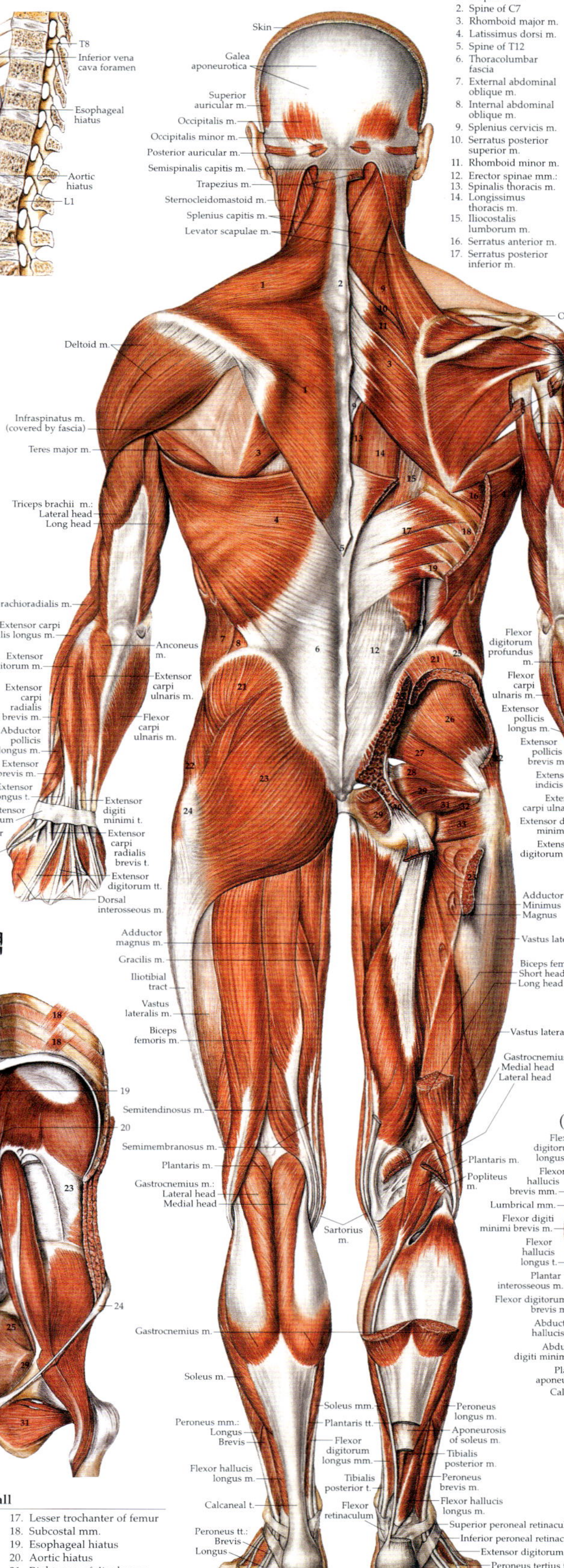

오른발

(Plantar View)

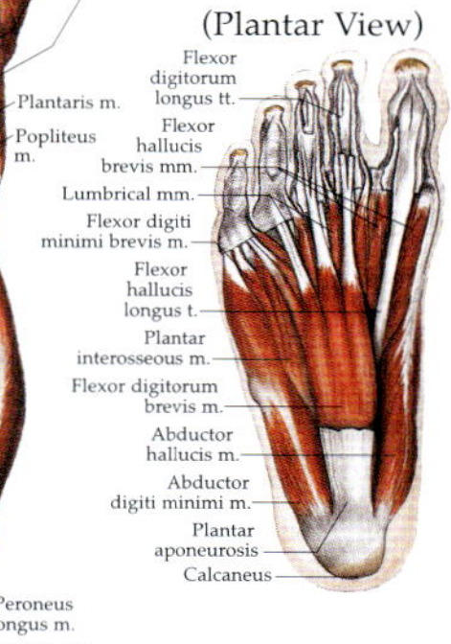

뒷배벽

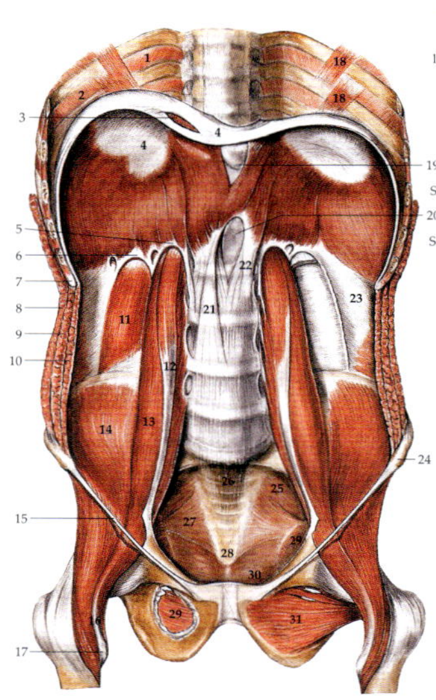

Key: Posterior Abdominal Wall

1. External intercostal mm.
2. Internal intercostal mm.
3. Inferior vena cava foramen
4. Central t. of diaphragm
5. Medial arcuate l.
6. Lateral arcuate l.
7. 12th rib
8. External abdominal oblique m.
9. Internal abdominal oblique m.
10. Transversus abdominis m.
11. Quadratus lumborum m.
12. Psoas minor m.
13. Psoas major m.
14. Iliacus m.
15. Inguinal l.
16. Iliopsoas m.
17. Lesser trochanter of femur
18. Subcostal mm.
19. Esophageal hiatus
20. Aortic hiatus
21. Right crus of diaphragm
22. Left crus of diaphragm
23. Thoracolumbar fascia
24. Anterior superior iliac spine
25. Piriformis m.
26. Sacrum
27. Coccygeus m.
28. Coccyx
29. Obturator internus m.
30. Levator ani m.
31. Obturator externus m.

인체의 내부 장기

뇌는 중추신경계의 명령중추이다. 뇌는 몸으로부터 신호를 받아들이고, 수의적 혹은 불수의적 활동을 조절한다. 뇌는 감정, 기억, 사고 및 언어의 발상지이다.

허파는 호흡계통의 주요 요소이다. 폐는 공기를 분배하고, 가스 교환을 한다. 즉, 이산화탄소를 혈액으로부터 제거하고 산소를 공급한다.

심장은 폐로부터 혈액을 받아들이고 또 폐 쪽으로 혈액양을 펌핑한다(우심실과 좌심방을 통해). 그리고 다른 모든 장기로부터 혈액을 받아들이고 또 장기 쪽으로 혈액을 펌핑한다(좌심실과 우심방을 통해).

가로막은 호흡에 중요한 역할을 한다. 가로막이 수축하여 납작해지면, 공기가 폐 안으로 들어오고, 가로막이 이완되면, 공기가 폐 밖으로 나가게 된다.

간은 가장 큰 장기로서, 소화와 영양에 관련된 복잡하고 중요한 기능을 수행한다. 간은 담즙(작은창자에서 음식물을 파괴하는)을 생성하고, 혈액을 해독하고, 혈액내 글루코스 수준을 조절하는데 도움을 주고, 혈장 단백질을 생성한다.

콩팥은 노폐물을 제거하고, 혈액을 여과하고, 전해질과 산-염기의 균형을 유지하고, 적혈구 생산을 자극하는 호르몬을 생성한다. 그리고 혈압을 조절하는 효소를 생성하고, 비타민 D 활성화를 돕는다.

지라는 오래된 적혈구를 파괴하고, 손상된 적혈구나 비정상 적혈구를 선택적으로 보유하고 파괴한다. 지라는 혈류를 타고 온 세균과 다른 이물질을 여과하기도 한다. 지라는 혈액을 저장하고, 면역반응에 관여하는 세포들을 생산한다.

슬개는 간에서 분비된 담즙을 저장한다.

이자는 단백질, 핵산, 녹말, 지방 및 콜레스테롤 등과 같은 많은 물질의 소화를 돕는다. 인슐린을 이용하여, 이자는 간에 저장된 당분이나 간에서 유리된 당분의 양을 조절한다.

위는 음식물을 일시적으로 저장하고, 소화작용을 시작한다. 그리고 위산으로 음식물을 파괴하여 작은창자로 이동시킨다.

큰창자는 물을 흡수하고, 점액을 분비하며, 소화 노폐물을 제거한다.

작은창자는 소화를 완성한다. 음식분자는 작은창자의 벽을 통해 순환계로 흡수되어, 신체 세포로 전달된다.

방광은 콩팥에서 배출된 오줌을 저장한다.

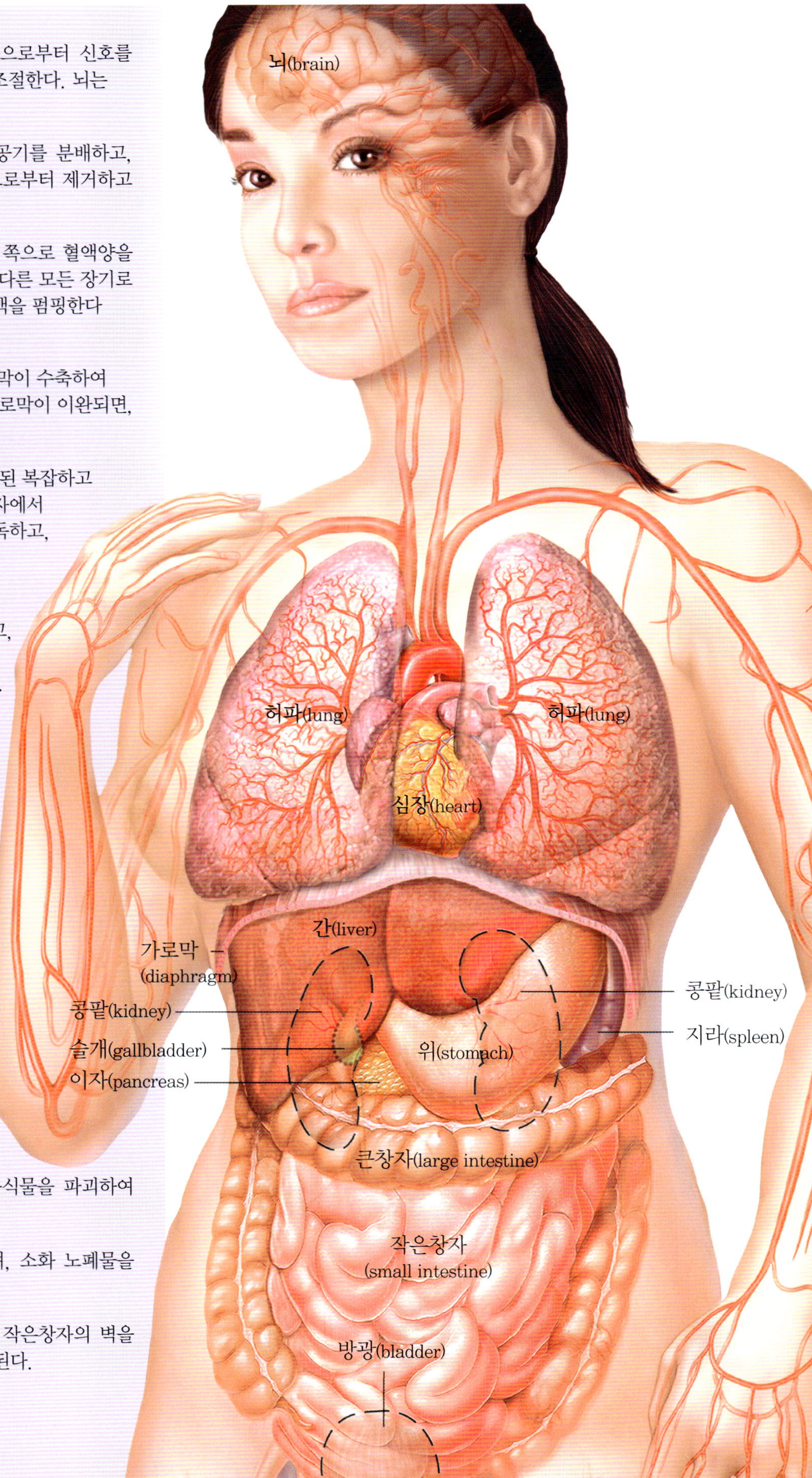

심장 (Right interior view)

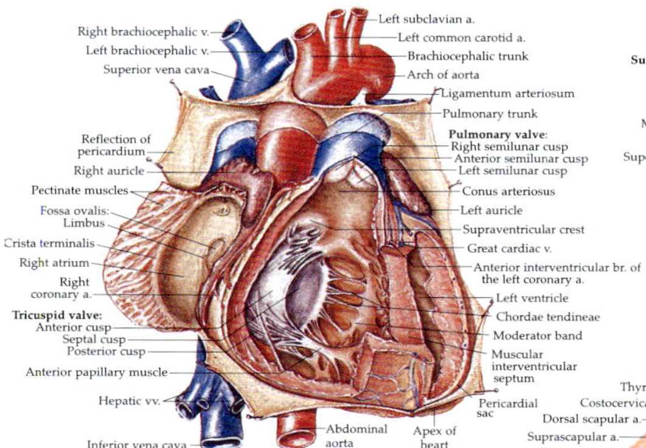

심장 (Left interior view)

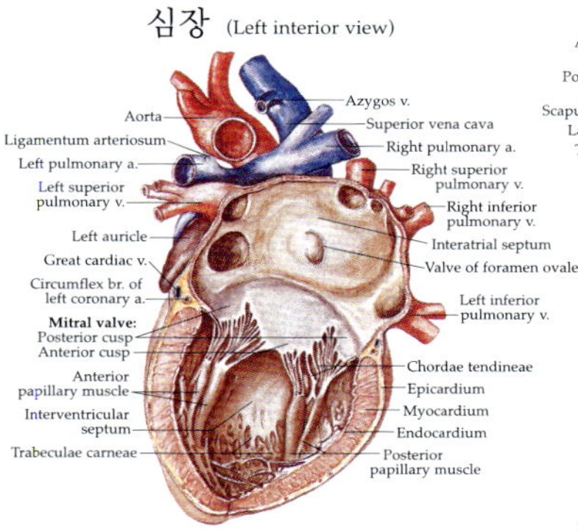

심장 (Posterior view)

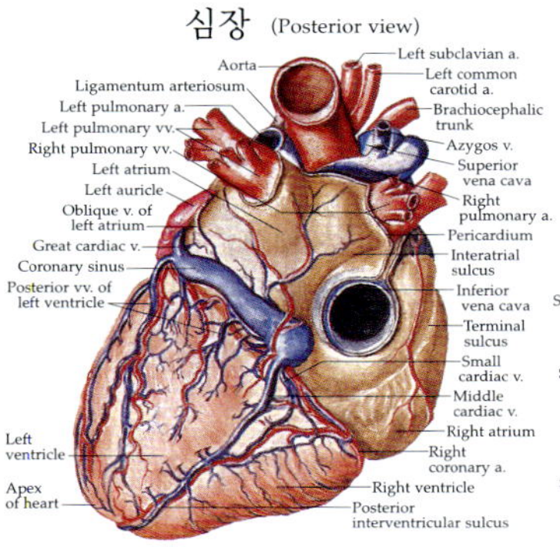

수축기 심장 (Superior view, atria removed)

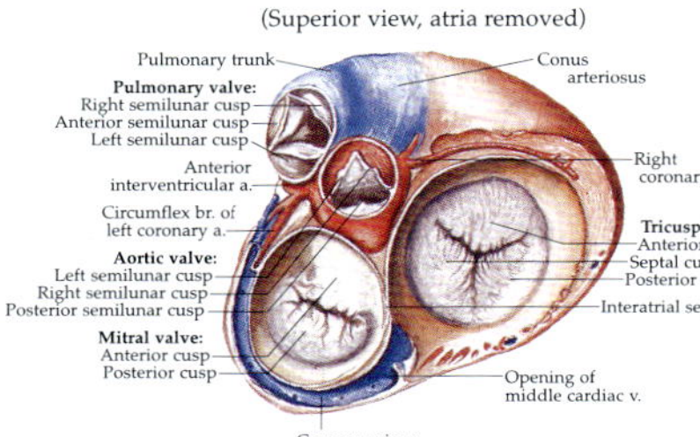

여성 골반 (Posterior view)

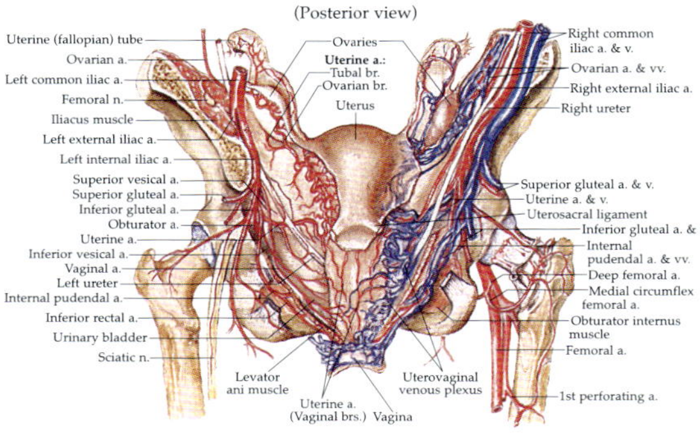

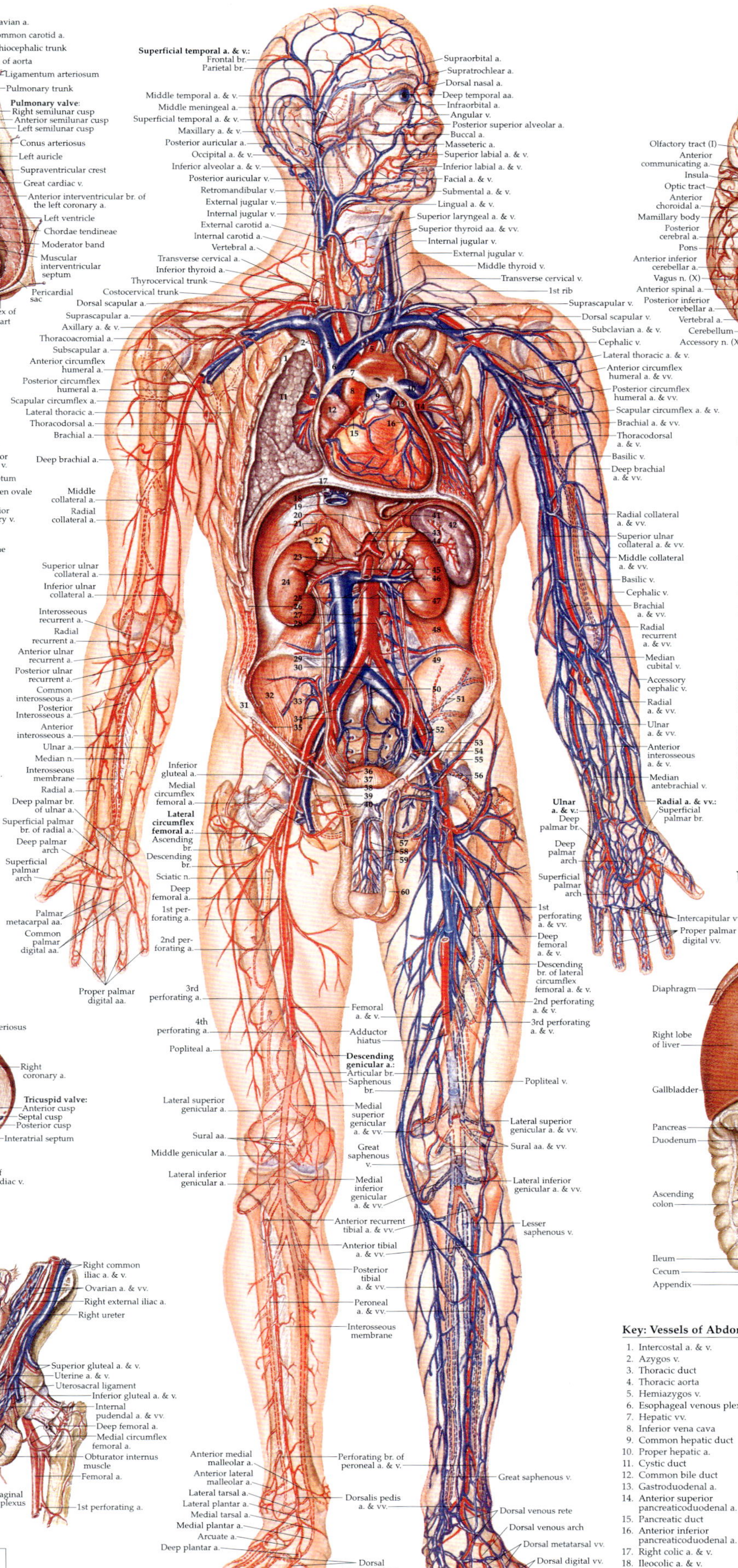

뇌의 바닥 (Left cerebellum removed)

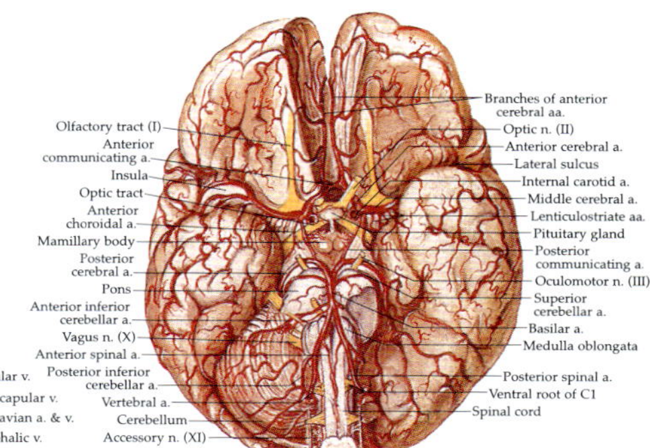

Key: Central Figure

1. Parietal pleura
2. Right internal thoracic a. & v.
3. Right brachiocephalic v.
4. Brachiocephalic trunk
5. Left common carotid a.
6. Superior vena cava
7. Pericardium
8. Ascending aorta
9. Pulmonary trunk
10. Left pulmonary a.
11. Right lung
12. Right atrium and auricle
13. Left auricle
14. Left pulmonary vv.
15. Right coronary a.
16. Anterior interventricular a.
17. Diaphragm
18. Hepatic vv.
19. Inferior vena cava
20. Inferior phrenic aa.
21. Superior suprarenal aa.
22. Right suprarenal gland
23. Middle and inferior suprarenal aa.
24. Right kidney
25. Testicular aa. & vv.
26. 10th rib
27. Abdominal aorta
28. Inferior mesenteric a.
29. Ascending lumbar v.
30. Common iliac aa. & vv.
31. Anterior superior iliac spine
32. Iliacus muscle
33. Iliolumbar a. & v.
34. Internal iliac a. & v.
35. Deep circumflex iliac a.
36. Superior vesicle a.
37. Urinary bladder
38. Cremasteric a.
39. Obturator a.
40. Spermatic cord
41. Esophagus
42. Spleen
43. Aortic hiatus
44. Celiac trunk
45. Superior mesenteric a.
46. Left renal a. & v.
47. Ureter
48. Quadratus lumborum muscle
49. 4th lumbar a. & v.
50. Middle sacral a. & v.
51. Superior gluteal a. & v.
52. External iliac a. & v.
53. Inguinal ligament
54. Inferior epigastric a.
55. Superficial circumflex iliac a. & v.
56. External pudendal aa. & vv.
57. Internal pudendal a. & vv.
58. Deep dorsal v. and dorsal a. of penis
59. Pampiniform venous plexus
60. Testicle

배대동맥의 가지와 문맥

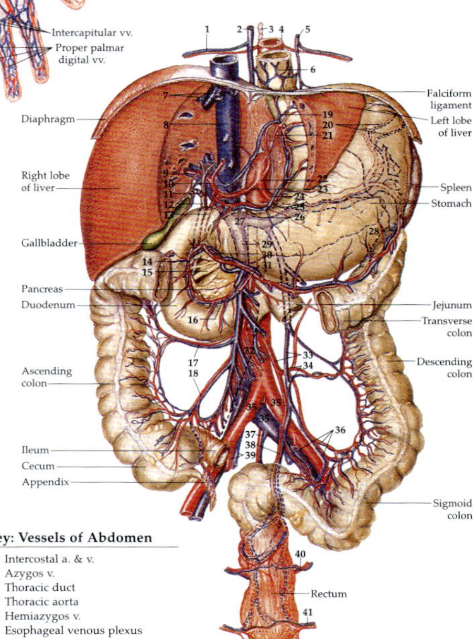

Key: Vessels of Abdomen

1. Intercostal a. & v.
2. Azygos v.
3. Thoracic duct
4. Thoracic aorta
5. Hemiazygos v.
6. Esophageal venous plexus
7. Hepatic vv.
8. Inferior vena cava
9. Common hepatic duct
10. Proper hepatic a.
11. Cystic duct
12. Common bile duct
13. Gastroduodenal a.
14. Anterior superior pancreaticoduodenal a. & v.
15. Pancreatic duct
16. Anterior inferior pancreaticoduodenal a. & v.
17. Right colic a. & v.
18. Ileocolic a. & v.
19. Left gastric a. & v.
20. Short gastric aa. & vv.
21. Inferior phrenic a.
22. Celiac trunk
23. Common hepatic a.
24. Splenic a.
25. Cisterna chyli
26. Right gastric a.
27. Portal v.
28. Left gastroepiploic a. & v.
29. Superior mesenteric a. & v.
30. Right gastroepiploic a. & v.
31. Middle colic a. & v.
32. Jejunal & ileal aa. & vv.
33. Inferior mesenteric a. & v.
34. Left colic a. & v.
35. Common iliac aa. & vv.
36. Sigmoid aa. & vv.
37. Middle sacral a. & v.
38. Superior rectal a. & v.
39. Right internal iliac a. & v.
40. Middle rectal a. & v.
41. Inferior rectal a. & v.

Key: Abbreviations

Artery – a.	Cervical vertebra – C
Arteries – aa.	Nerve – n.
Branch – br.	Vein – v.
Branches – brs.	Veins – vv.

뇌

(Inferior view)

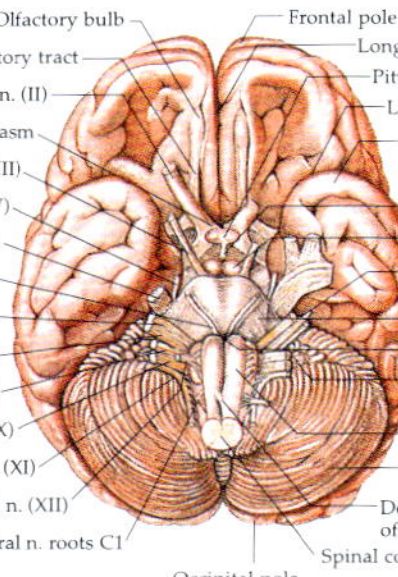

중뇌, 숨뇌, 척수

(Posterior view)

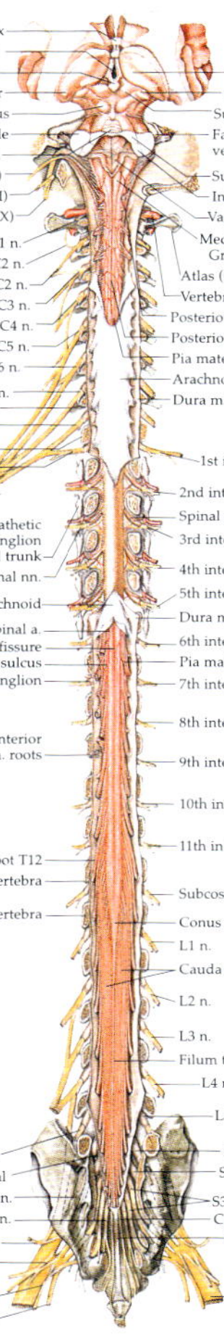

척수막

(Horizontal section between C4 and C5 vertebrae)

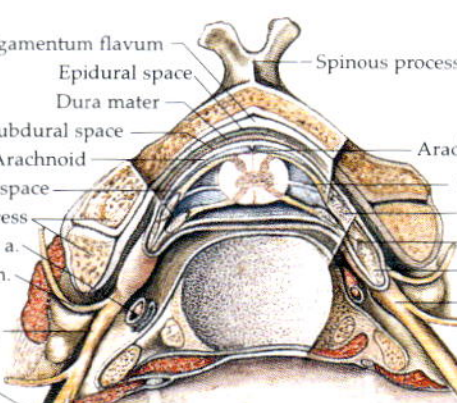

Key: Abbreviations

Artery – a.	Branch – br.	Cervical – C
Arteries – aa.	Nerve – n.	Lumbar – L
Vein – v.	Nerves – nn.	Thoracic – T
Veins – vv.	Plexus – p.	Sacral – S

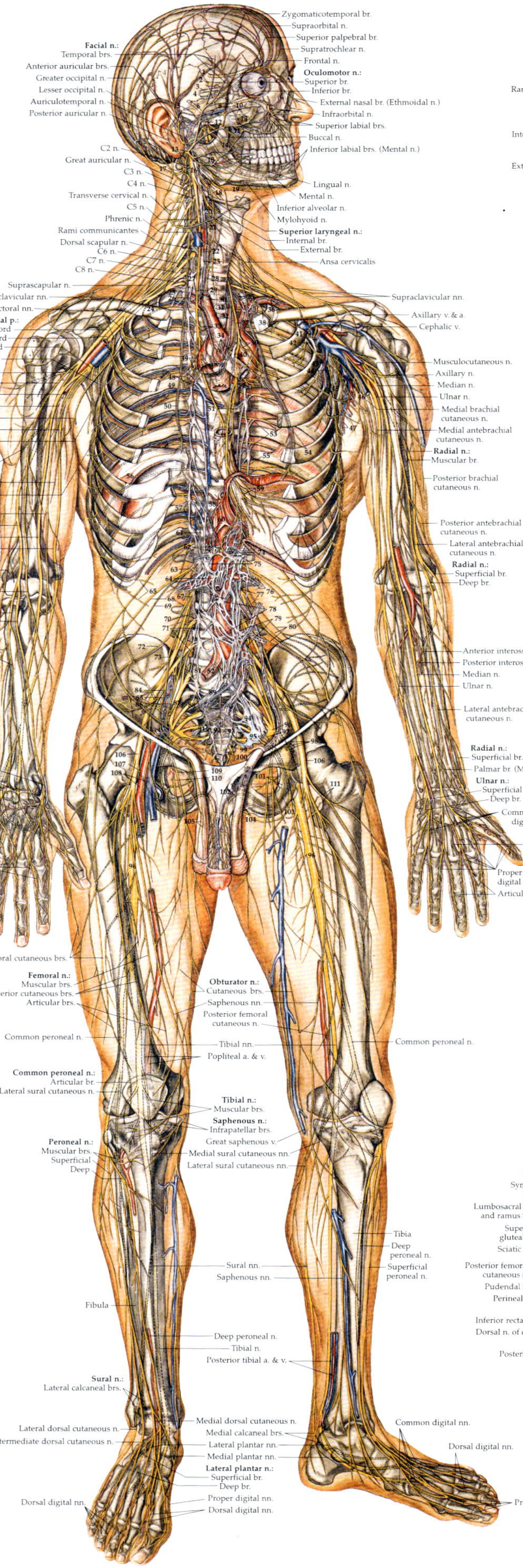

갈비사이신경

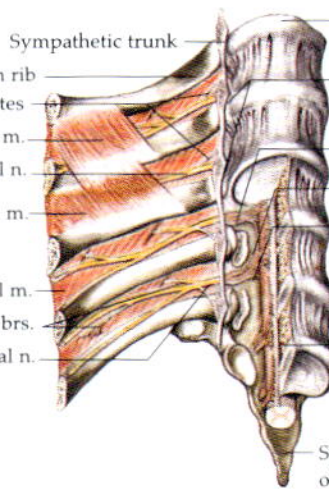

Key: Central Figure

Head Region
1. Olfactory tract
2. Optic n. (II)
3. Oculomotor n. (III)
4. Trochlear n. (IV)
5. Abducens n. (VI)
6. Trigeminal n. (V)
7. N. of pterygoid canal
8. Maxillary n. (V_2)
9. Ophthalmic n. (V_1)
10. Superior alveolar brs.
11. Palatine nn.
12. Mandibular n. (V_3)
13. Facial n. (VII)
14. Zygomatic brs. (Facial n.)
15. Glossopharyngeal n. (IX)
16. Vagus n. (X)
17. Accessory n. (XI)
18. Pharyngeal br. (Vagus n.)
19. Hypoglossal n. (XII)

Neck
20. Superior cervical sympathetic ganglion
21. Superior cardiac n.
22. Sympathetic trunk
23. Middle cervical sympathetic ganglion
24. 1st intercostal n.
25. 1st thoracic ganglion
26. Ansa subclavia
27. Inferior cervical sympathetic ganglion
28. Middle cardiac n.
29. Inferior cardiac n.
30. Right recurrent n.
31. Superior cardiac n.
32. Inferior cardiac br. (Vagus n.)
33. Tracheal and esophageal brs.
34. Cardiac p.
35. Vertebral p.
36. Subclavian p.
37. Superior cardiac br. (Vagus n.)
38. Subclavian n.

Thorax
39. Anterior bronchial br.
40. Ligamentum arteriosum
41. Anterior thoracic nn.
42. Intercostobrachial n.
43. Lateral thoracic a. & v.
44. Long thoracic n.
45. Subscapular nn.
46. Subscapular a. & v.
47. Thoracodorsal a. & v.
48. Pulmonary p.
49. Pericardial br.
50. Right phrenic n.
51. Thoracic aortic br. & p.
52. Thoracic aortic p.
53. Rami communicantes
54. Left phrenic n. and vessels
55. Sympathetic trunk
56. Diaphragm

Abdomen
57. Thoracic ganglia
58. Greater splanchnic n.
59. Anterior gastric p.
60. Phrenic ganglion and p.
61. Lesser splanchnic n.
62. Hepatic p.
63. L1 n.
64. Superior mesenteric ganglion and p.
65. Intercostal n.
66. Lumbar splanchnic nn.
67. L2 n.
68. Iliohypogastric n.
69. Ilioinguinal n.
70. Testicular p.
71. Rami communicantes
72. Lateral femoral cutaneous n.
73. Genitofemoral n.
74. Suprarenal p.
75. Celiac ganglia
76. Renal p.
77. Sympathetic trunk
78. Abdominal aortic p.
79. Inferior mesenteric p.
80. Superior cluneal nn.

Pelvis and Perineum
81. L5 n.
82. Iliac p.
83. Superior hypogastric p.
84. Femoral br. (Genitofemoral n.)
85. Genital br. (Genitofemoral n.)
86. Obturator n.
87. Superior gluteal n.
88. S1 n.
89. Inferior hypogastric p.
90. Superior rectal p.
91. S3 n.
92. Sympathetic trunk
93. Pelvic splanchnic nn.
94. Middle rectal p.
95. Pudendal n.
96. Sciatic n.
97. Posterior femoral cutaneous n.
98. Inferior gluteal nn.
99. S5 n.
100. Coccygeal n.
101. Inferior rectal nn.
102. Dorsal n. of penis
103. Perineal n.
104. Posterior scrotal nn.
105. Anterior scrotal nn.

Lower Limb
106. Femoral n.
107. Muscular br. (Femoral n.)
108. Femoral a. and v.
109. Anterior br. (Obturator n.)
110. Posterior br. (Obturator n.)
111. Inferior cluneal nn.

여성 골반의 시상면

(Left half)

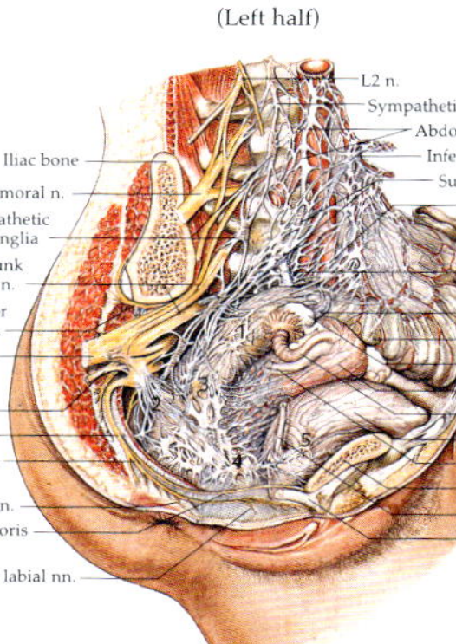

Key: Inferior Hypogastric Plexus
1. Superior rectal p.
2. Pelvic splanchnic nn.
3. Rectal p.
4. Uterovaginal p.
5. Vesical p.

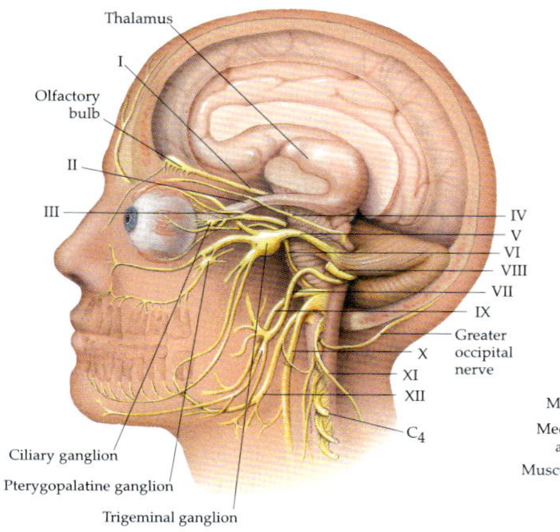

Cranial Nerves

I	Olfactory n.	VII	Facial n.
II	Optic n.	VIII	Vestibulocochlear n.
III	Oculomotor n.	IX	Glossopharyngeal n.
IV	Trochlear n.	X	Vagus n.
V	Trigeminal n.	XI	Accessory n.
VI	Abducens n.	XII	Hypoglossal n.

척수분절

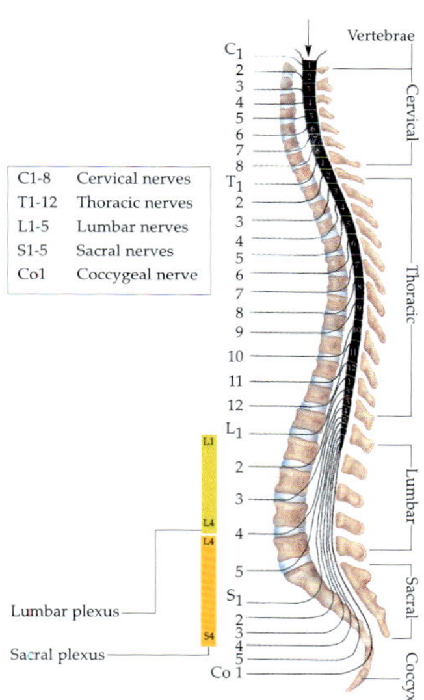

C1-8	Cervical nerves
T1-12	Thoracic nerves
L1-5	Lumbar nerves
S1-5	Sacral nerves
Co1	Coccygeal nerve

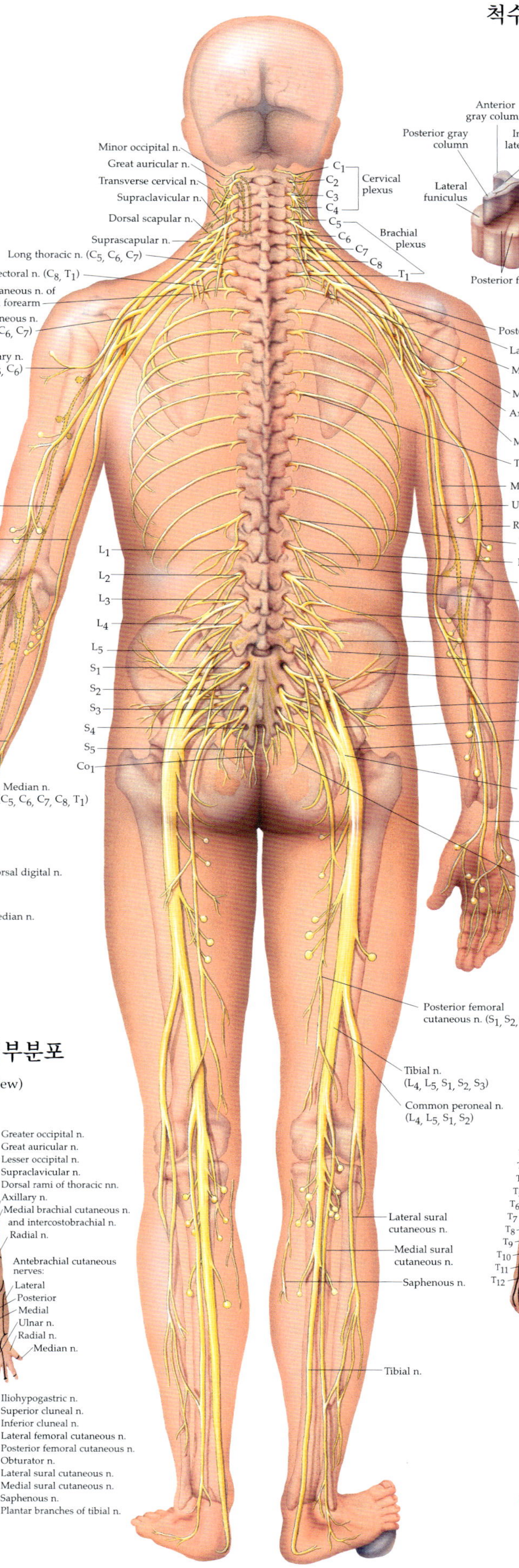

척수신경과 등뼈 부위 척수

(Diagrammatic)

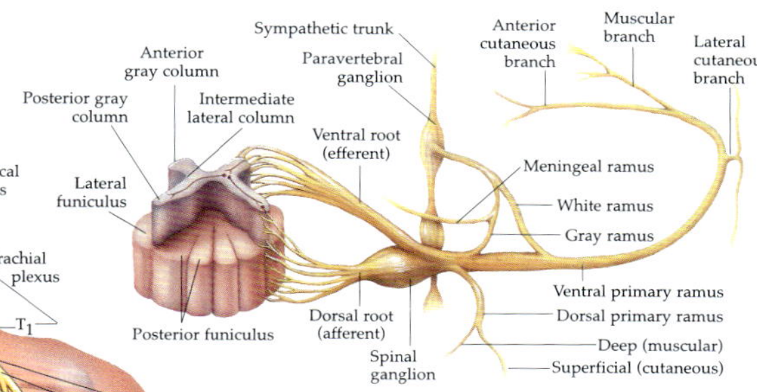

척수신경의 피부분포

(Anterior View)

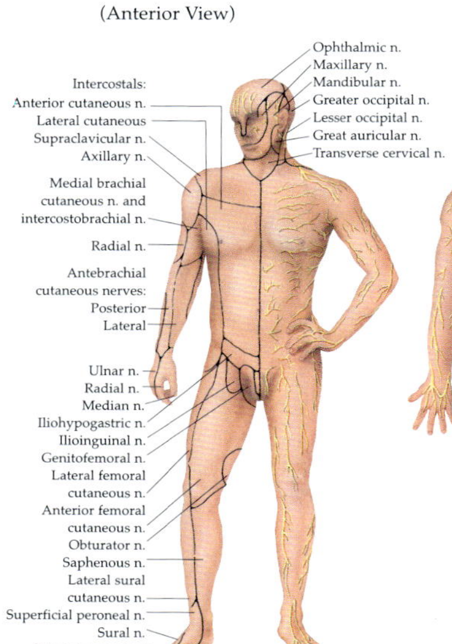

척수신경의 피부분포

(Posterior View)

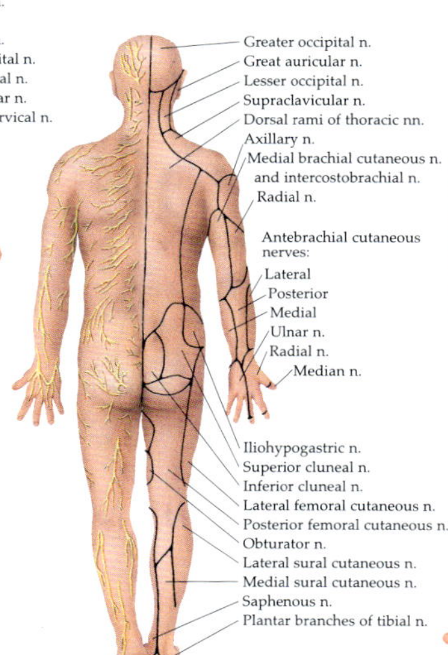

피부절

(Dermatomes)

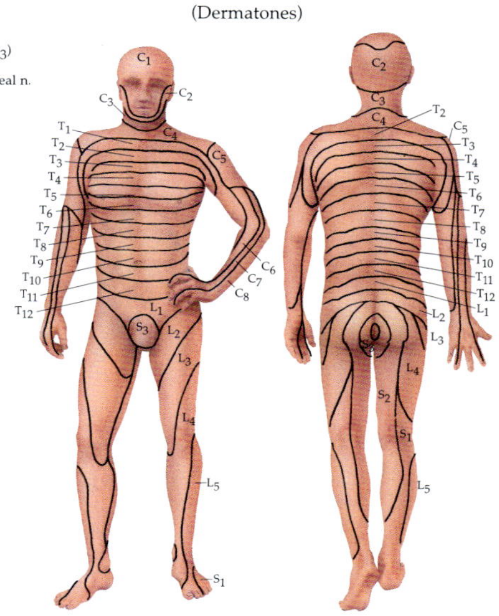

KEY

1. Lacrimal gland
2. Ciliary ganglion
3. Trigeminal ganglion
4. Otic ganglion
5. Pterygopalatine ganglion
6. Internal carotid plexus
7. Parotid gland
8. Superior cervical ganglion
9. External carotid plexus
10. Submandibular ganglion
11. Carotid body
12. Middle cervical ganglion
13. Inferior cervical ganglion
14. Vagus nerve
15. Aortic lymphatic plexus
16. Cardiopulmonary plexus
17. Deep and superficial cardiac plexus
18. Bronchial branch of vagus nerve
19. Pulmonary plexus
20. Greater splanchnic nerve
21. Esophageal plexus
22. Lesser splanchnic nerve
23. Gastric plexuses
24. Celiac ganglia and plexus
25. Nerve to adrenal gland (medulla)
26. Superior mesenteric ganglion
27. Renal plexus
28. Superior mesenteric plexus
29. Inferior mesenteric ganglion
30. Inferior mesenteric plexus
31. Sacral plexus
32. Pelvic splanchnic nerve
33. Superior hypogastric plexus
34. Inferior hypogastric plexus
35. Vesical plexus
36. Ductus deferens plexus
37. Ganglion impar
38. Pudendal nerve (somatic)
39. Prostatic plexus
40. Dorsal nerve of penis
41. Testicular plexus

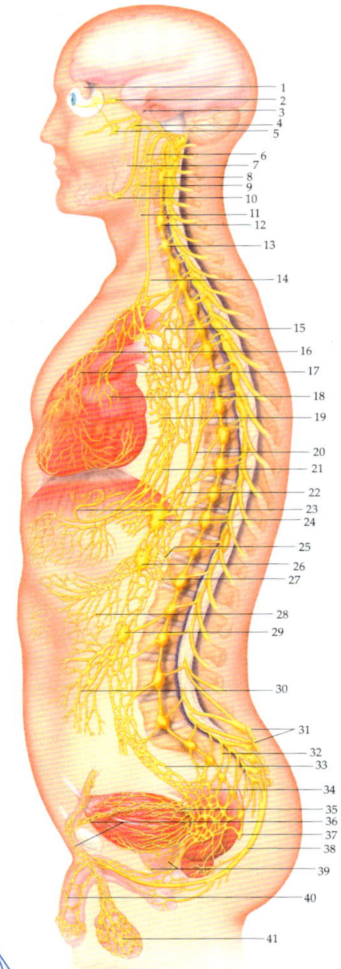

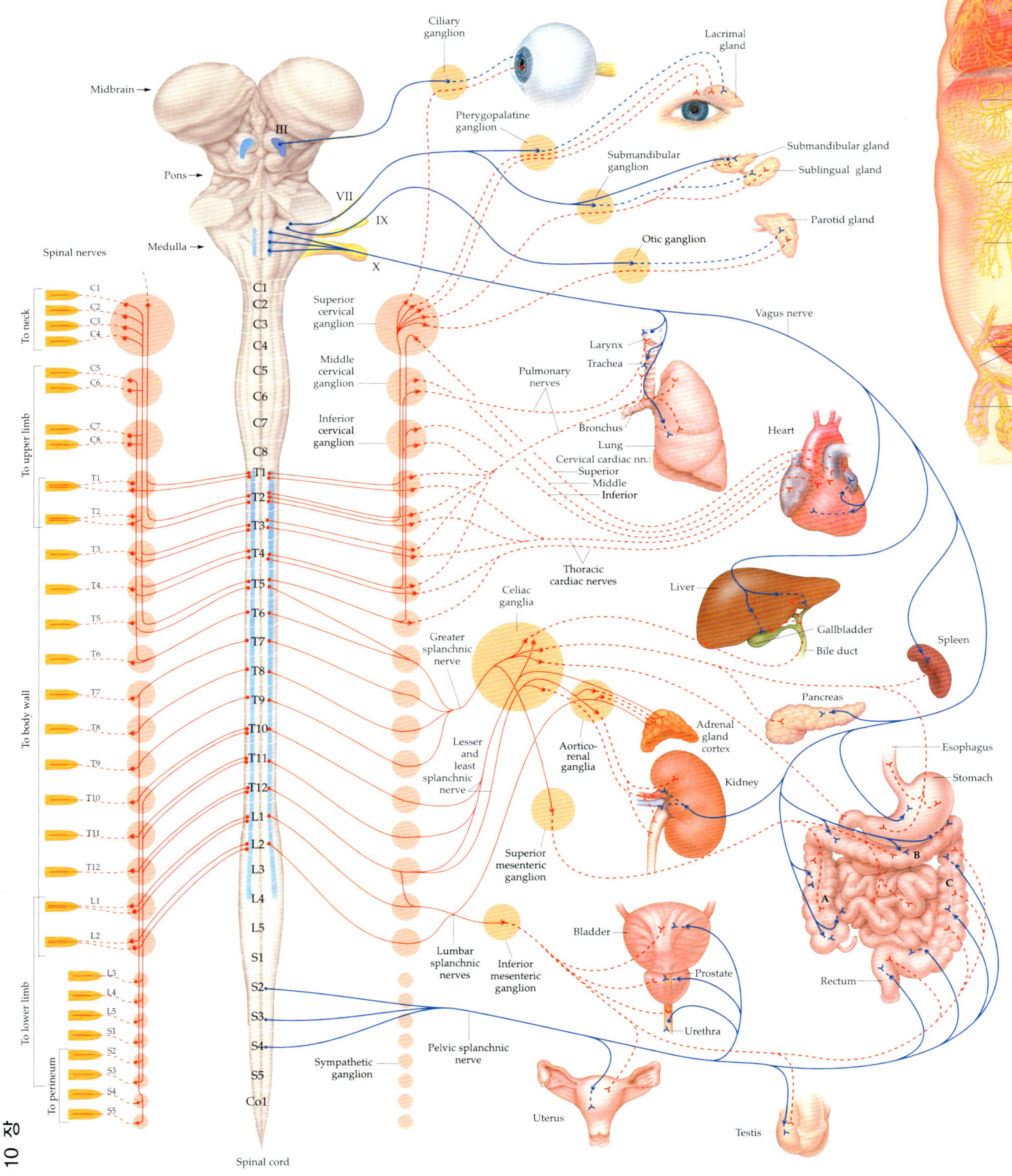

찾아보기
Index

발목

해부학 차트

아동의 손상

팔꿈치

골반, 엉덩관절 및 허벅지

어깨

스포츠, 손상 기전

등뼈, 허리뼈 및 엉치뼈

손목